Sandra Masemann · Barbara Messer

100 Tipps zur Umsetzung der Expertenstandards

W0095954

Für Herbert Messer

Sandra Masemann · Barbara Messer

100 Tipps zur Umsetzung der Expertenstandards

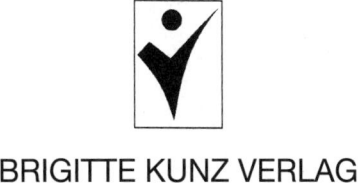

BRIGITTE KUNZ VERLAG

Bibliografische Information der Deutschen Nationalbibliothek
Die Deutsche Nationalbibliothek verzeichnet diese Publikation in der Deutschen Nationalbibliografie; detaillierte bibliografische Daten sind im Internet über http://dnb.ddb.de abrufbar.

ISBN 978-3-89993-493-9

Anschrift der Autorinnen:
Masemann & Messer GbR
Hirtenstraße 20, 30974 Wennigsen
www.masemann-und-messer.de

Die Autorinnen:
Barbara Messer ist Bachelor of Business Administration, examinierte Altenpflegerin mit 15 Praxisjahren, incl. Management. Sie verfügt über Ausbildungen in Sozialmanagement, Leitung Pflege, Validation, systemischen Strukturaufstellungen etc. Sie ist NLP-Master und -Trainerin, TMS®-Trainerin und Beraterin (Team Management System). Seit 1999 ist sie selbstständige Trainerin und Beraterin für pflegerische Themen. Seit 2006 arbeitet sie mit Sandra Masemann zusammen.

Sandra Masemann ist Diplom-Sonderpädagogin, Sprachtherapeutin, Spiel- und Theaterpädagogin (BUT) und NLP-Practitioner, TMS®-Trainerin und Beraterin (Team Management System). Sie ist Pflegeassistentin und hat eine Ausbildung in systemischen Strukturaufstellungen. Seit 2005 ist sie selbstständige Trainerin.

Beide arbeiten zu folgenden Themen: Training und Beratung für die Pflege, Unternehmenskultur, Team- und Personalentwicklung, Unternehmenstheater und Train the Trainer.

Mehr wissen – besser pflegen!

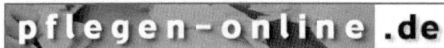

Besuchen Sie unser Pflegeportal im Internet.

Brigitte Kunz Verlag

© 2010 Schlütersche Verlagsgesellschaft mbH & Co. KG,
Hans-Böckler-Allee 7, 30173 Hannover

Satz: PER Medien+Marketing GmbH, Braunschweig
Druck: Druck Thiebes GmbH, Hagen

Inhalt

Vorwort

»Man muss ins Gelingen verliebt sein, nicht ins Scheitern.«　　　　*Ernst Bloch*

Dieses Buch ist in der täglichen Praxis entstanden. Als Trainerinnen und Beraterinnen sind wir damit konfrontiert, wie Einrichtungen den Prozess der Implementierung formen. Wir erleben, wie Mitarbeiterinnen frustriert gehen; Führungskräfte das Handtuch werfen; der MDK so manches Mal viel zu früh zu einer Kontrolle ins Haus kommt; vieles in der Eile falsch verstanden wird; Humor eine der wichtigsten Quellen für die anstehenden Schritte ist – und wie geniale Lösungen entstehen! Es lag auf der Hand, dieses Buch für Sie zu schreiben. Sie stehen mitten im Alltag, haben viel zu tun und möchten von guten Ideen profitieren. In bekannter praxisnaher Weise bringen wir Sie zum Ziel: zur erfolgreichen Umsetzung der nationalen Expertenstandards.

Wir mögen die Expertenstandards, denn sie sorgen dafür, dass sich die Pflegekultur wandelt, dass alte Traditionen in Frage gestellt werden und die Einrichtungen Schritte von tiefgreifender Veränderung gehen müssen. Wer jetzt noch oberflächlich agiert, hat den gewaltigen Umschwung in der Pflege nicht verstanden. Das ist die Chance und der richtige Moment für Kreativität und Wachstum, Klärung und Besinnung.

Neue Werte werden gebraucht, neue Führungsgrundsätze und Unternehmenskulturen, damit Menschen wie Sie dieses Wissen in ihrem Alltag individuell für jeden Klienten umsetzen.

Wennigsen, im Januar 2010　　　　　Sandra Masemann & Barbara Messer

1 Die Grundlagen

1. Tipp: Bestimmen Sie Ihre Meinung zum Thema

Sie sind es, die darüber entscheidet, ob das Projekt Expertenstandards gelingt oder scheitert. Es ist Ihre eigene Haltung, die über den Prozess bestimmt. In den letzten Jahren haben wir viele Haltungen gegenüber den Expertenstandards erlebt:

- »Wir müssen das machen, der MDK will das so!«
- »Der Träger hat beschlossen, dass wir das jetzt zum Jahresende umgesetzt haben.«
- »Ich habe keine Ahnung, wie wir das machen sollen.«
- »Super, da kommt etwas Neues auf mich zu!«
- »Wir werden jetzt die Ärmel hochkrempeln, wir haben schon jede Menge geschafft. Auf uns ist Verlass.«

Erkennen Sie sich in der einen oder anderen Aussage wieder? Wird Ihnen bewusst, wie nützlich oder schädlich diese Aussagen sind? Der Erfolg eines Projekts beginnt im Kopf!

2. Tipp: Arbeiten Sie sich richtig ein

Im Sommer 2009 waren wir Teilnehmer eines Trainertages bei Amelie Funke und Axel Rachow. Sie nahmen voller Humor ihre eigene Arbeitsweise auf die Schippe und stellten dabei einige Trainer-Arbeitsprinzipien vor. Bestandteil ihrer Vorstellung war auch der Satz: »Arbeiten Sie sich richtig ein.« Es lohnt sich, eine Sache wirklich ganz zu wagen und sie fleißig zu betreiben. Es erfordert Arbeitszeit und Konzentration, damit das Projekt »erfolgreiche Umsetzung der Expertenstandards« gelingt.

3. Tipp: Expertenstandards sind wichtig

Sie müssen die Expertenstandards als Instrumente zur Qualitätsentwicklung in Ihrer Einrichtung umsetzen.
Expertenstandards:
»1. stellen das einzuhaltende Niveau in der Pflege und der Pflegemaßnahmen selbst dar,

2. unterscheiden zwischen Struktur (räumliche und technische Möglichkeiten), der Qualität der Durchführung (Prozess) und dem Ergebnis (Befragung, Pflegevisite) Ihrer Pflege und der Pflegemaßnahmen,
3. behandeln aktuelle Themenbereiche, die besonders alte Menschen gefährden und werden so fachlich und wissenschaftlich aufgearbeitet,
4. können auch unter Umständen als »vorweggenommene Sachverständigengutachten« bei gerichtlichen Auseinandersetzungen gelten.«[1]

Expertenstandards gelten als der allgemein anerkannte Stand der Pflege und Pflegeforschung. »Dadurch entsteht eine strafrechtliche und zivilrechtliche Wertigkeit der Expertenstandards, deren Nichtbeachtung oder Nichtumsetzung aus haftungsrechtlicher Sicht in jedem Fall eine Fahrlässigkeit und folglich ein Verschulden darstellt.«[2] Der Expertenstandard ist die Hülle, der Kern ist die neue Pflegequalität, die es zu erreichen gilt. Die ist für Ihre Klienten von so unschätzbarem Wert, dass es sich immer lohnt, sich diesem Thema zu stellen.

4. Tipp: Entwerfen Sie einen konkreten Umsetzungsplan

Ein Expertenstandard jagt den nächsten. Deshalb brauchen Sie einen echten Projektplan, den sie Schritt für Schritt abarbeiten, und den Sie am besten mit einer guten Crew entwickelt haben. Den ersten Schritt haben Sie bereits getan: Sie beschäftigen sich intensiv mit dem Thema, sonst hätten Sie sich dieses Buch nicht gekauft.

5. Tipp: Erkennen Sie Ihre wahre Motivation

Sie sind motiviert? Eher intrinsisch oder extrinsisch? »Extrinsisch ist Motivation, wenn sie sich darauf richtet, vorgegebene Ziele zu erreichen und dadurch Belohnung zu erlangen oder Bestrafung zu vermeiden.«[3] Sie motivieren extrinsisch, wenn Sie sagen: »Wenn ich Sie jetzt waschen darf, bringen ich Ihnen nachher einen leckeren Kaffee.« –»Wir müssen die Expertenstandards einführen, weil der MDK das sagt.«

1 Kämmer, K. (Hrsg.) (2008). Pflegemanagement in Altenpflegeeinrichtungen. Schlütersche Verlagsgesellschaft, Hannover, S. 437
2 Schmidt, S. (2009). Expertenstandards in der Pflege: Eine Gebrauchsanweisung. Springer Medizin Verlag, Heidelberg, S. 4
3 Maus, H. A. (2009). Herausforderung Motivation. Bertelsmann Verlag, Bielefeld, S. 122

11

»Intrinsisch ist Motivation, wenn sie sich darauf richtet, innere Überzeugungen und Werte zu realisieren. ... das heißt, intrinsisch Motivierte kümmern sich wenig um festgesetzte Ziele und soziale Erwartungen, haben auch weniger Angst vor Strafen und geben häufig nicht viel auf materielle Belohnungen.«[4] Auch in der Arbeitswelt spielt die intrinsische Motivation eine Rolle: »Ich finde es großartig, dass wir mit den nationalen Expertenstandards unsere pflegerische Qualität verbessern.«

Überprüfen Sie Ihre Motivationen hinsichtlich der Experten-standards

- Schreiben Sie alle extrinsischen Motive für die Umsetzung der Experten-standards auf.
- Schreiben Sie alle intrinsischen Motive für die Umsetzung der Experten-standards auf.
- Sorgen Sie dafür, dass die intrinsischen Motive stark genug sind,
  - indem Sie sich z. B. Literatur zu den Expertenstandards besorgen, auf die sie wirklich Lust haben;
  - indem Sie sich von Menschen weiterbilden lassen, die eine hohe Moti-vation haben;
  - indem Sie mit engagierten Mitarbeitern in gemütlicher Runde überle-gen, wie Sie die Anforderungen im Sinne einer verbesserten Pflege-qualität am besten umsetzen können.
- Motivieren Sie Ihre Mitarbeiter, indem Sie Ihnen Mut machen.
- Lernen Sie von Einrichtungen, die die Umsetzung gemeistert haben. Ler-nen Sie von den Besten.
- Feiern Sie auch kleine Erfolge!

6. Tipp: Vermeiden Sie folgenschwere Fehler

Es gibt eine Reihe von typischen Problemen bei der Einführung der Expertenstan-dards:

Die Umsetzung ist unstrukturiert. Es gibt z. B. keine sinnvolle Reihenfolge. Das verunsichert die Mitarbeiter.

---

4 Ebd.

Falsche oder fehlende Materialien. Beispiel: Da wird in der Schulung zum Expertenstandard Sturzprophylaxe ein bestimmtes Formular zur Einschätzung der Sturzrisikofaktoren vorgestellt und eingeübt. Im Vorfeld wurde mit der Pflegedienstleitung beschlossen, dieses Formular gleich nach der Schulung zum Einsatz zu bringen. Aber dann müssen doch erst die alten Formulare verbraucht werden. Folge: Die Mitarbeiter sind verunsichert und demotiviert.

Die Umsetzung erfolgt zu knapp oder zu spät. Wenn die Umsetzung knapp ist, also ein zu kurzes Zeitfenster für die einzelnen Schritte gewählt wurde, kann es kaum klappen. Auch wenn Sie zu spät starten, haben Sie viel zu viel aufzuholen.

Die Maßnahmen der Implementierung sind zu oberflächlich. Da wird die Implementierung z. B. ohne vertiefende Schulungen und/oder Fallbesprechungen durchgeführt, erklärende Begleitliteratur fehlt. Es reicht nicht, einfach nur den Standard und ein paar Formulare auszugeben.

Das »Läuft-schon«-Prinzip. Die Führungskräfte glauben, dass die Mitarbeiter schon wissen, was sie zu tun haben.

Das »Der-Kelch-geht-an-uns-vorüber«-Prinzip. Es gibt immer noch Einrichtungen, die glauben, sie werden nicht überprüft. Das ist ein fataler Irrtum! Wenn es dann zu einer Überprüfung kommt, geschieht der nächste Fehler: die überstürzte Implementierung.

Es werden keine Konsequenzen aus der Risikoerhebung gezogen. Die Pflegekräfte führen zwar eine Risikoerhebung durch, integrieren die Informationen aber nicht in den Pflegeprozess, sondern heften sie einfach ab

Vorhandene Probleme mit der Pflegeplanung werden sichtbar. Seit Jahren schleppt sich der Umgang mit der Pflegeplanung so dahin, leichte Mängel oder Probleme werden verschleiert. Die Expertenstandards machen das sichtbar, denn die Schwerpunkte der jeweiligen Expertenstandards sind zentraler Bestandteil einer Pflegeplanung.

Mangelnde Kenntnis über die genauen Forderungen der jeweiligen Expertenstandards. Pflegefachkräfte und Führungskräfte sind unsicher wegen der genauen Inhalte der jeweiligen Expertenstandards. Sie haben oft nicht die nötige Ruhe, um die Texte mehrfach zu lesen. Inhalte werden vergessen. So kommt es zu fehlender oder ungeeigneter Implementierung.

Mitarbeiter (incl. Führungskräfte) sind erschöpft, überfordert und entmutigt. Diese Stimmung sorgt dafür, dass die Expertenstandards nicht ausreichend implementiert werden. Auch die Motivation ist eher im Keller.

Als leitende Führungskraft müssen Sie diese Fallen sehen und entschärfen.

7. Tipp: Arbeiten Sie mit klaren Definitionen

»Standard« und »Expertenstandard« meinen nicht dasselbe, werden jedoch oft synonym verwendet. Auch in den Expertenstandards oder in der Begleitliteratur finden sich Begriffsverwirrungen. Deshalb einige klärende Worte:

»**Expertenstandards** sind... ein Instrument..., mit [dessen] Hilfe die Qualität von Leistungen definiert, eingeführt und bewertet werden kann.«[5] Sie »legen ein Qualitätsniveau fest, das... den aktuellen Stand der Wissenschaft der Disziplin »Pflege« beschreibt und... dokumentiert. Expertenstandards werden von Fachpersonen entwickelt, die eine ausgewiesene... Fachexpertise zu dem jeweiligen Thema besitzen.«[6]

»**Pflegestandards** sind ein professionell abgestimmtes Leistungsniveau, das den Bedürfnissen der damit angesprochenen Bevölkerung angepasst ist und Kriterien zur Erfolgskontrolle der Pflege mit einschließt.«[7]

Die **nationalen Expertenstandards** sind als absolute Richtschnur zu sehen, an denen sich einrichtungsindividuelle Pflegestandards und andere Standards orientieren.

Tabelle 1: Standard und Expertenstandard – die Unterschiede am Beispiel des Expertenstandard Förderung der Harnkontinenz.

Expertenstandard	Einrichtungsbezogene Pflegestandards oder Verfahrensanweisungen:
Expertenstandard Förderung der Harnkontinenz in der Pflege	Assessment Führen eines Miktionsprotokolls Kontinenztraining Beratung U. v. m.

---

5 Vgl. http://www.dnqp.de/
6 Lubatsch, H. (2004). Dekubitusmanagement auf Basis der Nationalen Expertenstandards. Schlütersche Verlagsgesellschaft, Hannover, S. 57
7 Moers, M., Schiemann, D. (2004). Expertenstandards in der Pflege. Pflege & Gesellschaft, 3/2004, Duisburg

8. Tipp: Beachten Sie die vier Phasen der Implementierung

Es bietet sich an, die Implementierung in vier Phasen einzuteilen:

1. Vorbereitung
2. Kick Off
3. Training
4. Alltag

Im Laufe dieses Buches werden Sie eine Fülle von praktischen Maßnahmen, Empfehlungen und Ideen für die einzelnen Schritte finden.

9. Tipp: Nutzen Sie einen roten Faden

So sieht der rote Faden der Implementierung aus:
1. Analyse
2. Entwicklung einer Vision und Projektplanung
3. Organisatorisches (z.B. entsprechende Voraussetzungen in der Einrichtung schaffen, Einbindung QM, Bereitstellung Literatur, etc. Dazu später wesentlich mehr)
4. Kick Off
5. Schulungen und Trainings
6. Die Expertenstandards mit Leben füllen – Transfer – Umsetzung des Projektplanes

10. Tipp: Beginnen Sie mit einem Audit

Beginnen Sie unbedingt mit einem Audit. Wir empfehlen immer den genauen Blick auf die Pflegequalität hinsichtlich desjenigen Expertenstandards, den Sie als umsetzen möchten. Ein extern oder auch intern durchgeführtes Audit, bei dem Sie Checklisten oder Formulare nutzen, bringt hier Klarheit. Sie können sich auch an der MDK-Prüfanleitung oder an den Auslegungen der Transparenzvereinbarungen orientieren.

11. Tipp: Überprüfen Sie Ihre Pflegedokumentationen

Die Pflegedokumentationen sind zentrales Steuerungsinstrument. Besser als in einer gut sortieren Dokumentationsmappe kann man den Prozess rund um die Klienten nicht lenken. Grundsätzlich sollte Ihre Pflegedokumentation einige Mindestanforderungen erfüllen (vgl. Tabelle 2).

Tabelle 2: Mindestanforderungen an die Pflegedokumentation.

1. Stammblatt[8]

a. Angaben zur Person und ggf. Konfession?

☐ Ja ☐ Nein

Beschreibung

b. Versicherungsdaten, Kostenübernahmeregelungen, Pflegestufe nach SGB XI

☐ Ja ☐ Nein

Beschreibung

c. Datum des Einzugs, ggf. Umzugs im Haus

☐ Ja ☐ Nein

Beschreibung

d. Pflegebegründende Diagnosen

☐ Ja ☐ Nein

Beschreibung

e. Information zu Allergien

☐ Ja ☐ Nein

Beschreibung

f. Kostform

☐ Ja ☐ Nein

Beschreibung

g. Medizinische/therapeutische Versorgungssituation (Hausarzt, Rehabilitation, Krankenhausaufenthalte, Therapeuten, etc.)

☐ Ja ☐ Nein

Beschreibung

h. soziale Versorgungssituation (z. B. Bezugspersonen, Vollmachten, ggf. gesetzlicher Betreuer
mit Wirkungskreis, Seelsorger, etc.)

☐ Ja ☐ Nein

Beschreibung

i. Information zu Patientenverfügung

☐ Ja ☐ Nein

Beschreibung

j. Entspricht das Stammblatt der aktuellen Situation?

☐ Ja ☐ Nein

Beschreibung

---

[8] Der gesamte Fragenkatalog orientiert sich an den Fragen des MDK.

2. Pflegeanamnese

Ist eine Pflegeanamnese/Informationssammlung erstellt worden?
☐ Ja   ☐ Nein
Beschreibung

a. Pflegerelevante Vorgeschichte?
☐ Ja   ☐ Nein
Beschreibung

b. Persönliche Pflegegewohnheiten?
☐ Ja   ☐ Nein
Beschreibung

c. Bedürfnisse/Wünsche/Abneigungen
☐ Ja   ☐ Nein
Beschreibung

d. Aktuelle Ressourcen/Fähigkeiten
☐ Ja   ☐ Nein
Beschreibung

e. Aktuelle Pflegebedarfssituation?
☐ Ja   ☐ Nein
Beschreibung

f. Durch PFK?
☐ Ja   ☐ Nein
Beschreibung

g. Orientiert sich der Aufbau der Pflegeanamnese an einem Pflegemodell?
☐ Ja   ☐ Nein
Beschreibung

3. Risikoassessment

a. Findet bei vorliegender **Sturzgefahr** eine Einschätzung der Sturzrisikofaktoren statt?
☐ Ja   ☐ Nein
Beschreibung

Monatlich überprüft?
☐ Ja   ☐ Nein
Beschreibung

Bei bestehendem Risiko in den Pflegeplan übernommen?
☐ Ja   ☐ Nein
Beschreibung

3. Risikoassessment

b. Findet bei vorliegender **Dekubitusgefahr** eine Einschätzung der Dekubitusgefahr statt?
☐ Ja   ☐ Nein
Beschreibung

Monatlich überprüft?
☐ Ja   ☐ Nein
Beschreibung

Bei bestehendem Risiko in den Pflegeplan übernommen?
☐ Ja   ☐ Nein
Beschreibung

c. Findet bei vorliegenden **Schmerzen** eine Einschätzung der Schmerzen statt?
☐ Ja   ☐ Nein
Beschreibung

Monatlich überprüft?
☐ Ja   ☐ Nein
Beschreibung

Bei bestehenden Schmerzen in den Pflegeplan übernommen?
☐ Ja   ☐ Nein
Beschreibung

d. Findet eine Einschätzung der Risikofaktoren für eine **Harninkontinenz** statt?
☐ Ja   ☐ Nein
Beschreibung
Monatlich überprüft?
☐ Ja   ☐ Nein
Beschreibung
Bei bestehendem Risiko in den Pflegeplan übernommen?
☐ Ja   ☐ Nein
Beschreibung

e. Findet bei vorliegendem Risiko für eine **Fehlernährung** eine Risikoeinschätzung statt?
☐ Ja   ☐ Nein
Beschreibung

Monatlich überprüft?
☐ Ja   ☐ Nein
Beschreibung

Bei bestehendem Risiko in den Pflegeplan übernommen?
☐ Ja   ☐ Nein
Beschreibung

4. Biografie

a. Findet eine Erhebung der Biografie statt?
☐ Ja ☐ Nein
Beschreibung

b. Personalien: Name, Vorname, Geburtsname (Geburtsort), Familienstand
☐ Ja ☐ Nein
Beschreibung

c. Kindheit, Jugend und frühes Erwachsenenalter
☐ Ja ☐ Nein
Beschreibung

d. Das Milieu, in dem der Klient aufgewachsen ist?
☐ Ja ☐ Nein
Beschreibung

e. Die Familiensituation heute/früher?
☐ Ja ☐ Nein
Beschreibung

f. Die Wohnsituation des Klienten vor dem Einzug in die Einrichtung?
☐ Ja ☐ Nein
Beschreibung

g. Werden prägende Lebensereignisse erfasst?
☐ Ja ☐ Nein
Beschreibung

h. Wird erfasst, wenn der Klient keine Angaben zur Biografie machen möchte?
☐ Ja ☐ Nein
Beschreibung

5. Pflegeplanung

a. Wurden Ressourcen und Bedürfnisse erfasst und beschrieben?
☐ Ja ☐ Nein
Beschreibung

b. Wurden Ressourcen und Bedürfnisse biografieorientiert beschrieben?
☐ Ja ☐ Nein
Beschreibung

c. Wurden aktuelle und potenzielle Pflegebedarfssituationen erfasst?
☐ Ja ☐ Nein
Beschreibung

▶

19

5. Pflegeplanung

d. Sind die Pflegeziele realistisch, überprüfbar und eindeutig und individuell formuliert?
☐ Ja   ☐ Nein
Beschreibung

e. Werden Pflegeziele regelmäßig (alle 4–6 Wochen) anhand einer PP-Auswertung überprüft?
☐ Ja   ☐ Nein
Beschreibung

f. Werden Pflegeziele bei Bedarf angepasst?
☐ Ja   ☐ Nein
Beschreibung

g. Sind auf der Grundlage der Bedürfnisse, Pflegebedarfssituationen und Ressourcen/Fähigkeiten individuelle Pflegemaßnahmen zur Erreichung der Pflegeziele geplant?
☐ Ja   ☐ Nein
Beschreibung

h. Sind die geplanten Maßnahmen individuell?
☐ Ja   ☐ Nein
Beschreibung

i. Sind die geplanten Maßnahmen handlungsleitend? (Wer, was, wann, wie oft, mit was, etc.)
☐ Ja   ☐ Nein
Beschreibung

j. Werden bei der Auswertung der Pflegeplanung die Maßnahmen ggf. angepasst?
☐ Ja   ☐ Nein
Beschreibung

k. Gibt es für die in der Pflegeplanung genannten Pflegehandlungen entsprechende Nachweisprotokolle (Trink-, Ernährungsprotokolle, Lagerungspläne, Wundbeschreibungen, Bradenskala, etc.)
☐ Ja   ☐ Nein
Beschreibung

l. Ist eine individuelle Anpassung der Standards/Richtlinien erkennbar?
☐ Ja   ☐ Nein
Beschreibung

m.Entsprechen die Maßnahmen dem aktuellen Pflegebedarf und der Pflegeplanung des Klienten (Stichproben und z. B. Pflegevisiten)
☐ Ja   ☐ Nein
Beschreibung

n. Wird deutlich, ob und an welchen Aktivitäten des Hauses der/die Klientin teilnimmt (Ausflüge, kulturelle Angebote, Beschäftigung, Kaffeetrinken, u. a.)?
☐ Ja   ☐ Nein
Beschreibung

►

5. Pflegeplanung

o. Entsprechen die Maßnahmen dem aktuellen Pflegebedarf und der Pflegeplanung der Klient (Stichproben und z. B. Pflegevisiten)
☐ Ja ☐ Nein
Beschreibung

p. Wird deutlich, ob und an welchen Aktivitäten des Hauses der Klient teilnimmt (Ausflüge, kulturelle Angebote, Beschäftigung, Kaffeetrinken, u. a.)? Soziale Betreuung?
☐ Ja ☐ Nein
Beschreibung

6. Pflegebericht

a. Sind die Grunddaten (Name, Vorname, Blatt Nr. Datum, etc.) aufgeführt?
☐ Ja ☐ Nein
Beschreibung

b. Sind bei Einzeleinträgen folgende Informationen aufgeführt?
Datum, Uhrzeit, Verlauf, Handzeichen
☐ Ja ☐ Nein
Beschreibung

c. Gibt es Streichungen, Unleserlichkeiten, Leerzeilen?
☐ Ja ☐ Nein
Beschreibung

d. Wird bei Einträgen in unterschiedliche Schichten unterschieden?
☐ Ja ☐ Nein
Beschreibung

e. Sind Pflege-/Arztvisiten markiert?
☐ Ja ☐ Nein
Beschreibung

f. Sind besondere Vorkommnisse markiert?
☐ Ja ☐ Nein
Beschreibung

g. Enthält der Pflegebericht Angaben zu Veränderungen, Befindlichkeiten des Klienten, Reaktionen auf pflegerische Maßnahmen, Abweichungen von den geplanten Maßnahmen?
☐ Ja ☐ Nein
Beschreibung

h. Finden sich regelmäßige Angaben zu Befindlichkeiten/Veränderungen?
☐ Ja ☐ Nein
Beschreibung

6. Pflegebericht

i. Finden sich Einträge zu Reaktionen und Abweichungen auf pflegerische Maßnahmen?
☐ Ja ☐ Nein
Beschreibung

j. Spiegelt sich der Verlauf wider?
☐ Ja ☐ Nein
Beschreibung

k. Wird eine professionelle pflegerische Sprache verwendet? (keine Wertungen, etc.)
☐ Ja ☐ Nein
Beschreibung

l. Kann dem Pflegebericht situationsgerechtes Handeln der Mitarbeiter der Pflegeeinrichtung bei akuten Ereignissen entnommen werden?
☐ Ja ☐ Nein
Beschreibung

m. Ist der Bericht logisch, konkret und nachvollziehbar?
☐ Ja ☐ Nein
Beschreibung

7. Durchführungsnachweis

a. Wird die Durchführung der geplanten Maßnahmen dokumentiert und von den durchführenden Mitarbeitern mit Handzeichen bestätigt?
☐ Ja ☐ Nein
Beschreibung

b. Werden alle durchgeführten Maßnahmen/Maßnahmenkomplexe abgezeichnet?
☐ Ja ☐ Nein
Beschreibung

c. Sind das Datum und die tageszeitliche Zuordnung ersichtlich?
☐ Ja ☐ Nein
Beschreibung

d. Werden die Maßnahmen zeitnah abgezeichnet?
☐ Ja ☐ Nein
Beschreibung

8. Medikamentenblatt

a. Sind alle verabreichten Medikamente vom behandelnden Arzt abgezeichnet?
☐ Ja ☐ Nein
Beschreibung

a. Ist jede ärztliche Medikamentenanordnung schriftlich festgehalten?
☐ Ja ☐ Nein
Beschreibung

b. Ist die Auflistung der Medikamente übersichtlich und lesbar?
☐ Ja ☐ Nein
Beschreibung

c. Wird die Bedarfsmedikation erfasst?
Wann, warum (eindeutig, kein Handlungsspielraum für Pflegefachkraft)
Wie viel, wie oft, maximale Dosis in 24 Stunden?
☐ Ja ☐ Nein
Beschreibung

d. Sind freie Felder vorhanden? Wir die korrekte Entwertung beachtet?
☐ Ja ☐ Nein
Beschreibung

Grundsätzliches

a. Stimmt die aktuelle Kürzelliste mit den Handzeichen (mindestens 2 Buchstaben, keine Dopplungen in den Kürzeln) überein?
☐ Ja ☐ Nein
Beschreibung

b. Ist die gesamte Dokumentation übersichtlich?
☐ Ja ☐ Nein
Beschreibung

23

12. Tipp: Prüfen Sie die Pflegequalität zum Expertenstandard Dekubitusprophylaxe in der Pflege

Tabelle 3: Checkliste Expertenstandard Dekubitusprophylaxe in der Pflege.

Nr.	Fragen und notwendige Maßnahmen	Ja	Nein	Bemerkung
1.	Dekubitusrisiko erhoben? (Bradenskala?)			
2.	Ressourcen der Pflegebedürftigen hinsichtlich des Dekubitusrisikos erfasst?			
3.	Bewegungsfähigkeit erfasst?			
4.	Aspekte, die in der Risikoerhebung erfasst wurden, in der Pflegeanamnese, bzw. auch Pflegeplanung weiter ausführen. Bsp. Hautfeuchtigkeit: Wo, Wie viel, Was?			
5.	Bewegungsförderung erfasst und geplant?			
6.	Ist eine Druckentlastung durch Bewegung oder Positionsunterstützung möglich? Wenn ja, genau planen			
7.	Wenn keine Druckentlastung durch Bewegung oder Bewegungsförderung möglich ist: Sofortige Druckentlastung durchführen (Indikation und genaue Maßnahme beschreiben)			
8.	Bei Druckentlastung durch Positionierung den Intervall durch einen Fingertest oder andere Kriterien begründen			
9.	Bei Bedarf (nicht ausreichende Bewegungsförderung und Druckentlastung) einer Weichlagerung diese planen und Indikation beschreiben			
10.	Auf Basis der Risikoeinschätzung für die weiteren Risiken eine Maßnahmenplanung erstellt?			
11.	Hautpflege mit W/O-Produkten zur Erhaltung und Förderung der Gewebetoleranz (falls indiziert und gewünscht)?			
12.	Adäquate Nährstoffzufuhr?			
13.	Beratung des Klienten und seiner Angehörigen geplant und dokumentiert?			

▶

Nr.	Fragen und notwendige Maßnahmen	Ja	Nein	Bemerkung
14.	Zusammenarbeit mit anderen Berufsgruppen in der Pflegeplanung berücksichtigt, geplant und dokumentiert?			
15.	Evaluierung der Pflegeplanung zur Dekubitusprophylaxe dokumentiert?			
16.	Abweichung von »Expertenstandardanforderung« begründen!			
17.	Sonstiges?			

13. Tipp: Prüfen Sie die Pflegequalität zum Expertenstandard Sturzprophylaxe in der Pflege

Tabelle 4: Checkliste Expertenstandard Sturzprophylaxe in der Pflege.

Nr.	Fragen und notwendige Maßnahmen	Ja	Nein	Bemerkung
1.	Intrinsische und extrinsische Sturzrisikofaktoren erfasst?			
2.	Ressourcen der Pflegebedürftigen erfasst?			
3.	Bewegungsfähigkeit erfasst?			
4.	Aspekte, die in der Risikoerhebung erfasst worden sind, sind in der Pflegeanamnese, bzw. auch Pflegeplanung weiter ausgeführt? Bsp. nächtlicher Harndrang			
5.	Bewegungsförderung erfasst und geplant?			
6.	Beratung des Klienten und seiner Angehörigen geplant und dokumentiert?			
7.	Maßnahmen (incl. Ziele) der Sturzprophylaxe geplant, durchgeführt und dokumentiert? (Hat der Klient z.B. Angst vor Stürzen, wird erfasst, wie darauf eingegangen wird?)			
8.	Zusammenarbeit mit anderen Berufsgruppen in der Pflegeplanung berücksichtigt, geplant und dokumentiert?			

►

Nr.	Fragen und notwendige Maßnahmen	Ja	Nein	Bemerkung
9.	Notwendige Anpassung der Umgebung erfasst, geplant und dokumentiert?			
10.	Wirkung der Maßnahmen nach geraumer Zeit evaluiert?			
11.	Stürze protokolliert? Nachweise wie Sturzprotokolle in PP evaluiert?			
12.	Abweichung von »Expertenstandardanforderung« begründen!			

14. Tipp: Prüfen Sie die Pflegequalität zum Expertenstandard Schmerzmanagement in der Pflege

Tabelle 5: Checkliste Expertenstandard Schmerzmanagement in der Pflege.

Nr.	Fragen und notwendige Maßnahmen	Ja	Nein	Bemerkung
1.	Zielgruppe: Menschen mit akuten Schmerzen, zu erwartenden Schmerzen, chronisch-tumorbedingten Schmerzen			
2.	Bei Bedarf Schmerzen mit verschiedenen Instrumenten eingeschätzt? (NRS, VAS, Gesichterskalen)			
3.	Probleme, Einschränkungen und Ressourcen der Pflegebedürftigen hinsichtlich des Schmerzes erfasst?(z. B. Pflegeanamnese, Pflegeplanung)			
4.	Zusammenarbeit und die Kommunikation mit dem Arzt dokumentiert?			
5.	Schmerzen kontinuierlich eingeschätzt?			
6.	Bei Bedarf ein Schmerztagebuch geführt?			
7.	Bei medikamentöser Therapie für die möglichen Nebenwirkungen Prophylaxen geplant?			
8.	Maßnahmen einer nicht-medikamentösen Therapie geplant?			
9.	Wirkung der medikamentösen und nicht-medikamentösen Therapie dokumentiert und in der Pflegeplanung berücksichtigt?			

▶

Nr.	Fragen und notwendige Maßnahmen	Ja	Nein	Bemerkung
10.	Der Klient und seine Angehörigen werden beraten, diese Beratung ist geplant?			
11.	Abweichung von »Expertenstandardanforderung« begründen!			

15. Tipp: Prüfen Sie die Pflegequalität zum Expertenstandard Förderung der Harnkontinenz in der Pflege

Tabelle 6: Checkliste Expertenstandard Förderung der Harnkontinenz in der Pflege.

Nr.	Fragen und notwendige Maßnahmen	Ja	Nein	Bemerkung
1.	Risikofaktoren für eine Harnkontinenz erfasst?			
2.	Hinweise auf eine mögliche Inkontinenz erfasst? (Pflegeanamnese, Pflegeplanung, Miktionsprotokoll)			
3.	Ressourcen im Umgang mit der Harnkontinenz, bzw. Harninkontinenz erfasst? (Pflegeanamnese, Pflegeplanung)			
4.	Probleme /Einschränkungen mit der Kontinenz, bzw. Harnkontinenz erfasst? (Pflegeanamnese, Pflegeplanung)			
5.	Kontinenzprofil bestimmt?			
6.	Maßnahmen zur Kontinenzförderung bzw. Kompensation der Harninkontinenz geplant?			
7.	Klient und Angehörige werden beraten, diese Beratung ist geplant?			
8.	Nachweise, wie z.B. ein Miktionsprotokoll, ausgewertet?			
9.	Zusammenarbeit mit anderen Berufsgruppen in der Pflegeplanung berücksichtigt, geplant und dokumentiert?			
10.	Wirkung der Maßnahmen nach geraumer Zeit evaluiert?			

►

Nr.	Fragen und notwendige Maßnahmen	Ja	Nein	Bemerkung
11.	Abweichung von »Expertenstandardanforderung« begründen!			

16. Tipp: Prüfen Sie die Pflegequalität zum Expertenstandard Pflege von Menschen mit chronischen Wunden

Tabelle 7: Expertenstandard Pflege von Menschen mit chronischen Wunden.

Nr.	Fragen und notwendige Maßnahmen	Ja	Nein	Bemerkung
1.	Zielgruppe Menschen mit • Dekubitus • Diabetischem Fußsyndrom • Gefäßbedingtem Ulcus cruris			
2.	Wundassessment • Durch Wundexperten • Durch Pflegefachkraft			
3.	Medizinische Wunddiagnose: • Dekubitus: Gradeinteilung des European Pressure Ulcer Advisory Panel (EPUAP) • Ulcus cruris venosum – Klassifikation nach Widmer • Ulcus cruris arteriosum – Stadieneinteilung nach Fontaine • Diabetisches Fußsyndrom – Wagner-Armstrong-Klassifikation			
4.	Wundassessment: • Medizinische Wunddiagnose, Wundart, Schweregradeinteilung • Wundlokalisation • Wunddauer • Rezidivzahl • Wundgröße (Größe, Länge, Tiefe, Taschen, Fisteln, Unterminierungen etc.) • Wundgrund/häufigste Gewebeart: (Granulationsgewebe, Fibringewebe, Epithelgewebe, Nekrose, Muskel, Faszie, Sehne, Knochen, Fettgewebe, Dermis) • Exsudat (Quantität, Qualität)			

▶

Nr.	Fragen und notwendige Maßnahmen	Ja	Nein	Bemerkung
	• Wundgeruch • Wundrand (z. B. intakt, nekrotisch, unterminiert, wulstig, mazeriert • Wundumgebung (z. B. Rötung, Schwellung, Mazeration, trockene Haut, Feuchtigkeit, Farbe, Wärme • Infektionszeichen			
5.	Einschätzung der Selbstmanagementkompetenzen des Klienten: • WWS, WAS-VOB • Wittener Aktivitätenkatalog			
	Wundversorgung entspricht dem aktuellen Stand der Künste und unter hygienischen Kriterien erfolgt?			
6.	Maßnahmenplanung zu • wund- und therapiebedingten Beeinträchtigung • wundspezifischen Erfordernissen • Grunderkrankung • Rezidivprophylaxe • Vermeidung weiterer Schäden Umsetzung medizinischer Verordnungen z. B.: • Schmerztherapie • Bewegungsförderung • Kompressionstherapie • Lagerung und Druckentlastung • Ernährung • Psychosoziale Entlastung			
7.	Koordination der Maßnahmen durch Pflegefachkraft in der Dokumentation erkennbar? • Koordination im interdisziplinären Team?			
8.	Liegt eine Verfahrensregelung zum Wundmanagement vor? Beratung/Schulung/Anleitung: • Möglichkeiten der Selbstpflege • Stärkung des Selbstbewusstseins, Entlastungsmöglichkeiten bei starken seelischen oder psychischen Belastungen			

▶

Nr.	Fragen und notwendige Maßnahmen	Ja	Nein	Bemerkung
	• »Sachgerechte Durchführung erforderlicher Maßnahmen zur Wundheilung • Bedarfsgerechte Ernährung • Hygiene • Umgang mit Beschwerden • Umgang mit Schmerzen • Vermeidung von Verletzungen • Hautschutz und Hautpflege • Regelmäßige Beobachtung der Wunde • Zeitliche Dauer der Wundheilung			
9.	Evaluation des Wundverlaufs?			

17. Tipp: Prüfen Sie die Pflegequalität zum Expertenstandard Ernährungsmanagement zur Sicherstellung und Förderung der oralen Ernährung in der Pflege

Tabelle 8: Checkliste zum Expertenstandard Ernährungsmanagement zur Sicherstellung und Förderung der oralen Ernährung in der Pflege.

Nr.	Fragen und notwendige Maßnahmen	Ja	Nein	Bemerkung
1.	Risiken und Anzeichen einer Mangelernährung (Screening) erfasst?			
2.	Bei festgestelltem Risiko einer Mangelernährung bzw. bei auffälligem Screening Ergebnis wird das Ernährungsverhalten über mehrere Tage überprüft und ausgewertet? Konsequenzen in PP?			
3.	Risiken und Anzeichen in der Pflegeanamnese beschrieben?			
4.	Ressourcen, Bedürfnisse und Gewohnheiten (z. B. biografisch, kulturell) in Pflegeanamnese und Pflegeplanung beschrieben?			
5.	Koordination im interdisziplinären Team, Koordination anderer Experten und Dienste (Absprache mit HWV und Küche, etc.) erfolgt?			

▶

Nr.	Fragen und notwendige Maßnahmen	Ja	Nein	Bemerkung
6.	Spezifische Gesundheitsproblemen, wie z. B. Demenz, Dysphagie, in Pflegeanamnese und PP erkannt und dokumentiert?			
7.	Klient und Angehörig über Situation, incl. Beratung und gemeinsamer Planung von geeigneten Maßnahmen beraten?			
8.	Maßnahmen zur Beseitigung einer Mangelernährung, incl. der Planung von Maßnahmen zur Gewährleistung von Selbstbestimmung und Eigenaktivität geplant?			
9.	Maßnahmen, z. B. auch die Wirksamkeit von ausgewählten Hilfsmitteln, evaluiert?			
10.	Abweichung von »Expertenstandardanforderung« begründen!			

18. Tipp: Prüfen Sie Ihre eigenen Führungsqualitäten

Nicht nur die Pflegequalität steht auf dem Prüfstand. Auch Sie als Fach- oder Führungskraft sind gefragt. Wie steht es mit Ihren wesentlichen Führungsqualitäten?

- Ist Ihr Fachwissen zu den Expertenstandards aktuell?
- Haben Sie Begeisterungsfähigkeit?
- Verfügen Sie über ein »riesiges« Potenzial an Kreativität?
- Sind Sie für diese Aufgabe mutig genug?
- Besitzen Sie Moderationsqualitäten? Können Sie Sitzungen leiten, moderieren?
- Führen Sie zielorientiert? Haben Sie entsprechende Ziele formuliert?
- Wissen Sie, was ein Selbstmanagement ist?
- »Verfügen Sie über ausreichend Resilienz (Resilienz ist die Fähigkeit eines Menschen, sich trotz widriger Umstände, trotz Niederlagen, Kümmernissen und Krankheiten immer wieder zu fangen und neu aufzurichten.«[9]
- Haben Sie Konfliktlösungskompetenz?
- Verfügen Sie über ausreichend Networkingkompetenz?
- Wie stark motivieren Sie Mitarbeiterinnen?

---

[9] Tewes, R. (2009). Führungskompetenz ist lernbar. Springer Medizin Verlag, Heidelberg, S. 22

• Verfügen Sie über Verhandlungsgeschick und Diplomatie?
• Haben Sie einen guten Coach?

Achten Sie darauf, dass Sie bei der Überprüfung Ihres persönlichen Führungsstils ehrlich sind. Der bekannte Satz:»Der Fisch beginnt am Kopf zu stinken«, trifft auch für die Pflegebranche nur allzu oft zu. Führungskräfte sind teuer, ganz besonders, wenn sie ihr Potenzial nicht nutzen und stattdessen denken, die Mitarbeiter seien schuld.

2 Die konkrete Umsetzung der Experten-standards in Ihrer Einrichtung

19. Tipp: Veranstalten Sie eine Zukunftskonferenz

Sie wollen die Expertenstandards nachhaltig umsetzen! Damit alle Mitarbeiter die ganze Einrichtung unter einen Hut bekommen, lohnt es sich, gleich zu Beginn eine gemeinsame Vision zu entwickeln und deren Umsetzung gemeinsam zu planen. Der beste Weg dahin ist die Durchführung einer Zukunftskonferenz.

Eine Zukunftskonferenz ist eine klassische Großgruppenmoderation. Möglichst viele unterschiedliche Menschen gehören dazu. Je nach Auswahl der Großgruppenmethode dürfen Sie anschließend konkrete Ergebnisse erwarten. Solche Methoden sind in Einrichtungen der Altenpflege sehr ungewöhnlich. Für die wirklich tiefe, zukunftsfähige Implementierung der Expertenstandards empfehlen wir eine Kombination aus Zukunftskonferenz und Real-Time-Strategic-Change-Konferenz (RTSC). Zukunftskonferenzen eignen sich u.a. für die Entwicklung gemeinsamer Maßnahmen für die Organisation. Das »ganze System« lernt und plant gemeinsam. Viele interne und externe Perspektiven zu Vergangenheit, Gegenwart und Zukunft der Organisation werden gehört und verarbeitet. Daraus entstehen Ziele und konkrete Umsetzungsschritte. So werden z.B. die Perspektiven der Klienten, ihrer primären Bezugspersonen, oder externer Dienstleister, wie Therapeuten oder Ärzten, einbezogen.

Sie können diese Konferenz mit Hilfe externer Trainerinnen/Moderatorinnen durchführen, wobei vier wesentliche Elemente auftauchen:

1. **Die Vergangenheit:** Der Blick auf die gemeinsame Geschichte. Zusätzlich werden Schlüsselerlebnisse der Teilnehmer, der Pflegeeinrichtung oder des Trägers und der Welt einbezogen. Daraus entsteht eine Timeline (Zeitlinie), die für alle sichtbar ist.
2. **Die Gegenwart:** Hier werden Blicke von außen und von innen einbezogen. Das sind auch die Versionen von anderen Kolleginnen, Klientinnen, anderen externen Partnerinnen wie z.B. andere Pflegeeinrichtungen, Krankenhäuser, etc.
3. **Die Zukunft:** Mit den bisher gesammelten Daten wird mit Hilfe der Moderatorinnen eine gemeinsame Zukunft entworfen. Dies kann äußerst kreativ und überraschend geschehen.

4. Maßnahmen und Aktionen: Den Abschluss bildet die Planung der nächsten Schritte. Der Maßnahmenplan »Was – Wer – Wann« hat sich hier bewährt. Die einzelnen Gruppen erstellen einen Maßnahmenplan, der anschließend präsentiert wird.

Das Führungskräfteteam wird durch die Moderatoren aktiv in die Gestaltung der Konferenz eingebunden. Zentrale Fragestellungen sind u. a.:

- Was sind unsere Gemeinsamkeiten – Was verbindet uns? Hier gilt es, die gemeinsame Identität zu schaffen, gestärkt und bereichert durch den o. g. Blick in die Vergangenheit.
- Eine aktuelle Bestandsaufnahme: Z. B. Arbeitsabläufe, Öffentlichkeitsarbeit, Unternehmenskultur, Kommunikationskultur. Fragen sind: Was läuft gut? Was läuft noch nicht gut?
- Zukunftsblick: Einschätzungen der Entwicklungen, die auf die Einrichtung zu kommen (Rahmenbedingungen, Anforderungen, Kundenerwartungen, etc.)
- Was genau sind die Wünsche und Erwartungen der Mitarbeiterinnen?

Extratipp

Die Fragestellungen können erweitert werden, z. B. mit Interviews. Durch diese Methode können noch andere Gruppen zu Wort kommen und einbezogen werden.

Bitte planen Sie für die Durchführung drei Tage ein. Darüber hinaus gehört eine Projektplanung dazu, die die Zukunftskonferenz und ihre Ergebnisse sichert und umsetzbar plant.

»Das entscheidende Kriterium für eine Zukunftskonferenz ist die Frage, ob die vorhandene Hierarchie bereit ist, die Entscheidungen der Teilnehmer zu akzeptieren. Diese Frage muss daher im Voraus geklärt werden. Ist das nicht der Fall, oder erscheint es auch nicht nützlich, dass die Hierarchie im gemeinsamen »Ganzen« untertaucht, dann sollte auf eine Zukunftskonferenz verzichtet werden. In diesem Falle eignet sich die RTSC-Konferenz wahrscheinlich besser.«[10]

---

[10] Seliger, R. (2008). Einführung in Großgruppen-Methoden. Carl-Auer Verlag, Heidelberg, 2008, S. 61

Zwischen der Zukunftskonferenz und der RTSC-Konferenz liegen weitere »Bauabschnitte«, wie die Gründung und Steuerung von Projektgruppen, etc. Es ist möglich, mit einer der beiden Konferenzarten auszukommen oder beide Formen miteinander zu kombinieren. Dazu sollten Sie sich beraten lassen.

Real-Time-Strategic-Change-Konferenzen (RTSC-Konferenzen) sind dort angemessen, wo das Management bereits einen Zielzustand erarbeitet hat, für den es viele Mitarbeiterinnen gewinnen will. Diese Konferenzform ist für die Arbeit mit großen Gruppen bis zu 1000 Teilnehmern konzipiert. Sie eignet sich dafür, möglichst viele Menschen an der Umsetzung gemeinsamer Ziele und Werte im Rahmen strategischer Veränderung zu beteiligen.

RTSC-Konferenzen dienen dazu, »die Energie einer Organisation in eine gemeinsame Richtung zu lenken. Dabei geht es aber keinesfalls um die »Gleichrichtung« unterschiedlicher Ideen, sondern darum, die Gemeinsamkeiten und Unterschiede zu erkennen, zu nutzen und zu einer Fokussierung der Ziele und Bündelung der Energie zu kommen.«[11]

»Veränderung wird nicht nur geplant, sie passiert zeitgleich im Kopf und im Herzen der Beteiligten.«[12] Gerade im Bereich Pflege sind die Menschen mit viel Herz unterwegs, hier kann diese Energie ressourcenvoll genutzt werden. Die RTSC-Konferenz gleicht auf den ersten Blick der Zukunftskonferenz, doch gibt es auch wesentliche Unterschiede, die den Verlauf stark beeinflussen. »Es wird nicht gemeinsam ohne jede Vorgabe nach einer neuen Vision gesucht, sondern die Geschäftsleitung gibt eine neue strategische Ausrichtung klar vor. Es gilt, die Teilnehmer für diese Strategie zu gewinnen und die Umsetzung gemeinsam zu planen.«[13]

Eine RTSC-Konferenz eignet sich, wenn Sie:

- Mitarbeiter für ein Leitbild, eine Vision oder eine neue Kultur gewinnen möchten;
- die Zusammenarbeit fördern möchten, z. B. nach einer Fusion oder Veränderung beim Träger;
- Prozesse und Abläufe (natürlich die Pflegeabläufe und Arbeitsorganisation) und Organisationsstrukturen verändern wollen;
- eingeschlafene Projekte wieder erwecken möchten.

---

[11] Seliger, R. (2008). Einführung in Großgruppen-Methoden. Carl-Auer Verlag, Heidelberg, S. 62
[12] Bruck, W., Müller, R. (2007). Wirkungsvolle Tagungen und Großgruppen. GABAL Verlag, Offenbach, S. 149
[13] Ebd. , S. 150

Das Management steht in verantwortungsvoller Rolle und Position vorn und bekennt Farbe. Die Moderatoren wählen ein gezieltes Interventionsdesign und Methoden aus, damit die gewünschten Erfolge herauskommen. Das geschieht in enger Absprache mit dem Management. Planen Sie auch hier drei Tage ein!

Extratipp

Wenn Sie denken, Sie könnten sich die Kosten und die Zeit einer solchen Tagung sparen, dann sparen Sie am falschen Ende. Die in einem solchen Prozess entwickelte Arbeit zahlt sich aus: Sie sparen tatsächlich Arbeitstage, weil Mitarbeiterinnen dieses Mal motiviert sind, und den Prozess mittragen.

20. Tipp: Planen Sie möglichst konkret

Nach den Konferenzen und der Umsetzung der Vision haben Sie viel zu tun. Das umfangreiche Aufgaben- und Maßnahmenpaket sollte spätestens jetzt in einen handfesten Projektplan integriert werden. Damit Ideen realisiert werden können, brauchen Sie ein Projektmanagement und auch das ist wieder eine eigene Wissenschaft für sich. In Tabelle 9 stellen wir kurz die wichtigsten Arbeitsschritte des Projektmanagements vor.

Tabelle 9: Die Arbeitsschritte eines Projektmanagements.[14]

Initiierungsphase[15]	Analysephase	Planungsphase	Umsetzungsphase
Problemdefinition	Teambildung	Phasenplan/	Steuerung/
Zieldefinition	IST-Analyse	Meilensteinplan	Umsetzungscontrolling
Definition:	Detaillierte	Meilenstein –	Berichterstattung/
Handlungsbereiche	Zieldefinition	Eckterminplan	Dokumentation
Definition:	Grobplanung/Projekt-	Aktionsplan	Abschlussanalyse
Verantwortungs-	Strukturplan	Aktivitätenliste	Sounding board
bereiche	Berichtwesen	Netzplan	Führung
Projektkrisen	Projekt-Marketing	Balkenplan	
		Kostenplan	

---

[14] Hölzle, P. & Grünig, C. (2002). Projektmanagement: professionell führen – Erfolge präsentieren. Haufe Verlag, München, S. 56
[15] Ebd.

21. Tipp: Bilden Sie Arbeitskreise

Gründen Sie in Ihrer Einrichtung einen arbeitsfähigen Zirkel oder eine Arbeitsgruppe. Auf jeden Fall sollte diese Arbeitsgruppe einen großen Teil der Umsetzung rund um die Expertenstandards planen und organisieren.

Nach Simon[16] gelten folgende Voraussetzungen für erfolgreiche Teamarbeit in Arbeitsgruppen:

- »Kleine, funktionsgegliederte Arbeitsgruppe
- Gemeinsame Zielsetzung und hohe Identifikation mit dem Ziel
- Intensive wechselseitige Beziehungen und verstärkter Kommunikation
- Kontinuierlicher Informationsfluss
- Ausgeprägter Teamgeist (Bereitschaft zu aktiver Zusammenarbeit)
- Autonomie bei der Umsetzung von Konzepten und Maßnahmen
- Gemeinsam entwickelte Vereinbarungen, die die Zusammenarbeit und das Miteinander regeln, Kenntnis spezieller Arbeitstechniken
- Unterschiedliche Ideen, Persönlichkeiten, Erfahrungs- und Arbeitsweisen wirken zusammen und addieren sich im Sinn von 2 + 2 = 5 (Synergieeffekt)«

In den meisten Pflegeeinrichtungen werden Arbeitsgruppen sporadisch gebildet, oft heißen sie Qualitätszirkel. Neben der Motivation steht die tatsächliche Arbeitsplanung im Fokus. Für engagierte Führungskräfte sind diese Arbeitsgruppen eine echte Entlastung.

Damit Arbeitskreise wirklich gut funktionieren, müssen die Moderatoren unbedingt über kreative und effiziente Moderationsmethoden verfügen, sonst endet die Veranstaltung oftmals »in einem Kaffeeklatsch«. »Eine Moderation hat sowohl einen sachlichen und inhaltlichen als auch einen persönlichen und interpersonellen Aspekt. Wenn eine Leitung bei bestimmten Themen daran interessiert ist, Betroffene zu beteiligten Mitarbeitenden zu machen, stellt sich die zentrale Frage: Wer sollte als Teilnehmer an der Arbeitssitzung beteiligt sein? Klarheit und Absicherung eines konstruktiven Moderationsverlaufs können folgende Fragen bringen:

- Welches Interesse hat der einzelne Teilnehmer?
- Wie wird sich das Interesse möglicherweise auf die Themenbearbeitung auswirken?

---

[16] Simon, W. (2006). GABALs großer Methodenkoffer Führung und Zusammenarbeit. GABAL Verlag, Offenbach, S. 229

- Welche Schwierigkeiten werden wahrscheinlich auftreten, und wie kann die Gesprächsleitung damit konstruktiv umgehen?«[17]

Tabelle 10 zeigt Ihnen die Unterschiede zwischen Qualitätszirkel und Projektteams.

Tabelle 10: Unterschiede zwischen Qualitätszirkel und Projektteams.

Teamform[18]	Typische Merkmale	Aufgabe
Qualitätszirkel	Kleine Gruppe bis 10 Personen Regelmäßige Treffen Homogene Arbeitsgruppe mit gleichem Arbeitsinhalt Leitung durch einen Moderator Identisch mit der Organisation	Finden, Analysieren und Lösen von Arbeitsplatz- und aufgabenbezogenen Qualitätsmängeln
Projektteams	Kleine Teams mit 4–10 Personen Weitgehende Selbstorganisation, Selbststeuerung Interdisziplinär, u. U. auch hierarchieübergreifend oder unternehmensübergreifend zusammengesetzt Führung durch einen Teamleiter Repräsentation nach außen durch einen Teamsprecher Produktions- und Dispositionsaufgaben Nicht identisch mit der Organisation	Lösung einer bestehenden Aufgabe oder eines Problems, Auflösung des Teams nach erfolgreicher Lösung

Teilnehmen sollten Pflegefachkräfte, Wohnbereichs-, Team- und Pflegedienstleitungen, QM-Manager, und ggf. auch Hauswirtschafts- und Küchenleitung. »Die Aufgaben der Arbeitsgruppen [bestehen] in der inhaltlichen und strukturellen Begleitung der einzelnen Implementierungsschritte, zudem [haben] die einzelnen Mitglieder eine wichtige Funktion als Ansprechpartner und Multiplikatoren in den Modellpflegeeinheiten. Die Moderation der Arbeitsgruppe [wird] überall von den jeweiligen Projektbeauftragten übernommen.«[19]

Damit die Arbeitsgruppe auch wirklich gut arbeiten kann, sollten Sie Folgendes beherzigen:

---

[17] Kämmer, K. (Hrsg.) (2008). Pflegemanagement in Altenpflegeeinrichtungen. Schlütersche Verlagsgesellschaft, Hannover, S. 411

[18] Simon, W. (20069. GABALs großer Methodenkoffer Führung und Zusammenarbeit. GABAL Verlag, Offenbach, S. 230

[19] Deutsches Netzwerk für Qualitätsentwicklung in der Pflege (2009). Expertenstandard Pflege von Menschen mit chronischen Wunden. Osnabrück, S. 173

- Der Raum für die Treffen sollte freundlich, hell und gut gelüftet ist. Ein eher leerer und neutraler Raum ist besser als ein voll gestellter. Bequeme Sitzgelegenheiten sollten selbstverständlich sein.
- Getränke etc. stehen bereit.
- Ruf- und Telefonbereitschaft sind geregelt.
- Sorgen Sie für ausreichendes Moderationsmaterial, also funktionierende Stifte und Moderationswände sowie Flipchart.
- Ein gut sortierter Moderationskoffer gehört dazu.

Fördern Sie den Gruppen- und Arbeitsprozess, indem
- Sie die Gruppe bewährte »Spielregeln« erarbeiten lassen;
- Sie klare Aufträge und Aufgabenstellung geben;
- Sie den Moderator fördern (entsprechende Fortbildung).

Anforderungen an den Moderator einer solchen Gruppe:
- »Die Besprechung zielorientiert leiten und die Aufmerksamkeit immer wieder auf die wichtigsten Punkte lenken.
- Die Reihenfolge der Wortmeldungen beachten.
- Alle Teilnehmer zur Mitarbeit motivieren.
- Störer und Dauerredner auf freundliche Art bremsen.
- Keine emotionale Diskussion aufkommen lassen, sondern Sachlichkeit fördern.
- Ergebnisse festhalten, daraus Aufgaben ableiten und delegieren, Termine setzen.
- Die Erledigung der Aufgaben überprüfen.
- Schwierige Sachverhalte erklären, Fragen beantworten.
- Jedes Problem so besprechen, dass handfeste Schritte zur Problemlösung angegangen werden können (nichts offen lassen).
- Niemanden kritisieren, bloßstellen, belächeln.
- Selbst neutral bleiben.«[20]

Tabelle 11 zeigt Ihnen einen möglichen Verlauf einer Sitzung. Diese Reihenfolge bietet sich für jede Form von moderierten Besprechungen an.

---

[20] Hölzle, P. & Grünig, C. (2002). Projektmanagement: professionell führen – Erfolge präsentieren. Haufe Verlag München, S. 186

Tabelle 11: Beispielhafter Verlauf einer Sitzung.

1.	Begrüßung der Teilnehmer: »Wie schön, dass Ihr alle da seid und Euch die Zeit genommen habt …« Empfehlenswert ist eine kurze Runde zur aktuellen Befindlichkeit der Teilnehmer (ca. 10 Minuten). Vielleicht hat ein Teilnehmer gerade etwas Besonderes erlebt, oder er hat Sorgen, etc. Es ist wertvoll, das Augenmerk darauf zu lenken, denn sonst schleichen sich evtl. schwere oder ungute Gefühle im Laufe der Sitzung ein.	Idee: Hier lohnt es sich, Rituale einzuführen: Z. B. kann ein haptisch schöner Sprechstein oder Kooshball[21] in die Runde gegeben werden.
2.	Kurzer Überblick über die Besprechungsinhalte/Tagesordnungspunkte, Erwartungen an die Teilnehmer, Erwartungen der Teilnehmer, Protokollführung klären.	Visualisieren Sie diese Inhalte z. B. per Flipchart
3.	Eröffnung der Diskussion, evtl. Input von einigen Teilnehmern zu bisher vereinbarten Punkten.	
4.	Moderator fasst zusammen, stellt Konsens her, visualisiert, nutzt geeignete Moderationsmethoden bei Lösungssuchen etc.	Hier wirkt die jeweilige Moderationsfähigkeit des Moderators ganz besonders.
5.	Bei Konflikten: Moderationsmethoden, die zur Lösung führen!	
6.	Gesamtergebnisse zusammenfassen, Aufgaben formulieren, deren Erledigung delegieren, Erarbeitung Maßnahmenplan	
7.	Weitere wichtige organisatorische Punkte, wie z. B. nächste Termine etc. Hinweise an das Protokoll, Danksagung, etc.	
8.	Feedback oder Blitzlichtrunde: Jeder sollte zu Wort kommen.	Leitfragen können sein: Wie geht es mir jetzt? Was nehme ich aus dieser Sitzung mit? Welche besondere Erkenntnis habe ich heute erlangt? Etc.

---

[21] Der Kooshball wurde 1986 in den USA erfunden. Er ist ein Kinderspielzeug, ein weicher Ball mit bunten Gummifäden. Der Name stammt von dem Geräusch, dass der Ball macht, wenn er auf dem Boden landet.

22. Tipp: Nutzen Sie Kreativitätsmethoden

Ob Sie allein oder im Team nach neuen Ideen oder konkreten Lösungen suchen: Nutzen Sie Kreativitätstechniken. Kreativität ist dann gewünscht, wenn es – ganz besonders mit wenigen Mittel und hohem Zeitdruck – darum geht, Lösungen für bisherige Probleme oder eingefahrene Situationen zu bringen.

Tipps für Kreativität im Berufsalltag[22]
»Treiben Sie Unsinn
Trauen Sie es sich zu, allein, mit Kollegen oder auch als Vorgesetzte Unsinn zu treiben. Warum nicht aus einem wichtigen Schriftstück ein Papierboot bauen und im Waschbecken auf der Toilette ein Wassertest machen? Warum nicht einfach einen Tag in der Woche, an dem Sie alle etwas Verrücktes anziehen? Zeigen Sie sich von Ihrer unvernünftigen, spielerischen Seite.

Bewegen Sie sich zwischendurch
… Nutzen Sie den Weg zur Arbeit, um sich zu bewegen … Joggen Sie in der Mittagspause, tanken Sie Kraft und Entspannung durch kurze Gymnastik, Brain Gym oder Yogaübungen zwischen Ihren Arbeitseinheiten. Treten Sie der Betriebssportgruppe bei oder gründen Sie eine! Treiben Sie in Ihrer Freizeit Sport, … Auch gerade dann, wenn Sie sich an einer gedanklichen Aufgabe festgebissen haben, dann tut Abstand und Bewegung immer gut. Sauerstoff strömt ins Gehirn, verteilt sich im Körper und sie fühlen sich gleich besser …

Nutzen Sie Kreativitätstechniken
Es gibt eine Fülle an Techniken, um die eigene und gemeinsame Kreativität zu wecken und zu nutzen. Sie können allein oder in Gruppe angewendet werden und es gibt jede Menge Literatur dazu. Bekannt ist natürlich das Mind Map©, Moderationsmethoden wie z.B. die Kopfstandmethode, Walt Disney Strategie aus dem NLP.

Denken Sie quer
Ungewöhnliche gedankliche Verbindungen zu stellen, eröffnet neue Räume und Lösungen. Lassen Sie sich überraschen, wenn es heißt, den Unterschied und die Ge-

---

[22] DenkGroßTeam (Hrsg.) (2008). Dem Horst sein Logbuch. BR Verlag, Lippstadt, S. 52ff.

meinsamkeiten einer Haftpflichtversicherungsänderung und einer Schale Erdbeeren zu entdecken. Speziell bei diesen Querdenkerstrategien werden gedankliche Bremsen schnellstens entsorgt und jede Menge Assoziationen bereichern Ihre jeweilige Aufgabe.

Nutzen Sie Ihre Phantasie und Ihre inneren Bilder
Träumen Sie zwischendurch ganz bewusst vor sich ihn. Lassen Sie Ihren Gedanken freien Lauf, schalten Sie das Denken ab, so gut es geht und nehmen Sie Platz in Ihrem inneren Kopfkino. So geben Sie Ihrem Unterbewusstsein Raum und Ihrer Intuition die Möglichkeit, aufzutauchen. Auch wenn neue Informationen auf Sie zukommen, machen Sie sich ein Bild davon, verknüpfen Sie dieses mit allem Möglichen, was vor Ihrem inneren Auge auftaucht. Sie toppen den Effekt noch, wenn Sie Ihre Assoziationen aufschreiben oder einfach malen, skizzieren. Also: Welche Bilder kommen Ihnen in den Sinn bei Begriffen wie: Unfallverhütungsvorschrift, Leben mit Demenz, Sprachstörungen, Engpass, Einführung EDV-System…

Fragen Sie berühmte Persönlichkeiten
… Unser Horizont [wächst] enorm, wenn wir die Frage mit den Konsequenzen der Euro-Umstellung aus der Sicht von Florence Nightingale, Lucky Luke oder Harry Potter betrachten. Es ist eine sehr effektvolle Methode, sich eine Liste mit berühmten Persönlichkeiten anzulegen und sich bei der einen oder anderen Herausforderung zu fragen, was der oder die denn dazu sagen würden. Oder wie sie sich entscheiden würden.

Reduzieren Sie
Der derzeitige Trend, als Leitungskraft im Wald beim gemeinsamen Zeltlager oder auf dem Hochseil berufliche (oder auch persönliche) Probleme zu lösen hat seinen Sinn. … Eine abgespeckte Version [ist] eine gemeinsame Arbeitsklausur… Warum nicht zusammen kochen und in Mehrbettzimmern schlafen?… Eine Besprechung beim Picknick im Stadtpark kann bessere Resultate bringen, als in bekannter Sitzordnung im Konferenzzimmer…

Holen Sie sich Informationen über Kreativität
Lesen Sie Bücher zum Thema Kreativität, oder besuchen Sie Seminare. Damit holen Sie sich Anregungen und können diese dann einfach umsetzen. Zudem bekommen Sie großen Schwung an Motivation, der Ihnen bei der Umsetzung.«

23. Tipp: Verteilen Sie die aktuellen Expertenstandards

Beschaffen Sie für alle Bereiche die Original-Expertenstandards, auch wenn das kostenpflichtig ist. Das Deutsche Netzwerk für Qualitätsentwicklung in der Pflege (DNQP) erlaubt jedoch, Kopien der Expertenstandards anzufertigen. »Kopien dürfen jedoch nur in Papierform und innerhalb einzelner Gesundheitseinrichtungen (Kliniken, Einrichtungen der Altenhilfe und ambulante Pflegedienste) zum Zwecke der Implementation des Standards unter der Nennung der Originalquelle angefertigt werden.«[23] Bedenken Sie jedoch, dass das einmalige Lesen eines Expertenstandards nicht ausreicht, um ihn zu verstehen.

24. Tipp: Nutzen Sie weiterführende Literatur

Einen Schritt in diese Richtung haben Sie bereits getan, Sie lesen gerade dieses Buch. Und sicher haben Sie auch die Expertenstandards in der Hand, im Kopf oder im Regal. Aber Sie brauchen noch mehr. Um den Text der Expertenstandards nachhaltig zu verstehen und deren Konsequenzen praxisnah anwenden zu müssen, bedarf es unbedingt ergänzender Literatur. Nutzen Sie also Literatur zu den Schwerpunktthemen der Expertenstandards. Pro Thema können Sie durchaus zwei, drei Bücher dazu nehmen und auch den Pflegekräften zur Verfügung stellen.
Außerdem brauchen Sie Bücher, die sich mit Moderation, Führungsqualitäten und Projektmanagement beschäftigen, um sich Inspiration zu holen.

25. Tipp: Recherchieren Sie auch im Internet

Das Internet ist die Quelle für Millionen von Informationen und in den Expertenstandards finden Sie nützliche Links. In der Begleitliteratur ebenfalls. Es gibt aber auch nützliche Internetseiten wie www.pflegen-online.de und andere, auf denen Sie aktuelle Informationen rund um die Expertenstandards finden. Allererste Quelle ist natürlich die Seite des Deutschen Netzwerks für die Qualitätsentwicklung in der Pflege, www.dnqp.de.

---

[23] Deutsches Netzwerk für Qualitätsentwicklung in der Pflege. (2009) Expertenstandard »Pflege von Menschen mit chronischen Wunden«. Osnabrück

26. Tipp: Regeln Sie die Kommunikationswege eindeutig

Sie arbeiten mit vielen Menschen zusammen, alle sind darauf angewiesen, dass man sich versteht. Rund um den Pflegeprozess der Klienten müssen vielfältige, zeitnahe und umfangreiche Informationen ausgetauscht werden. Dazu braucht es klare Kommunikationswege. »Ohne den Austausch von Informationen sind... Berufstätigkeit und der gesellschaftliche Umgang miteinander undenkbar.«[24]

Eine »gute Kommunikation« fördert unter anderem:

- Ein positives Sozialklima
- Problem- bzw. Konfliktmöglichkeiten
- Minimierung von Missverständnissen
- Wertschätzung und Einfühlungsvermögen
- Verbesserung des Umgangs mit Mitmenschen bzw. Kollegen
- den Erfolg von Unternehmen und Organisationen.[25]

Kommunikation findet nicht nur von Angesicht zu Angesicht statt. Via Telefon, E-Mail & Co. werden ebenfalls Informationen ausgetauscht. »Doch trotz guter Informationssysteme und diverser technischer Hilfsmittel hängt das Gelingen der Kommunikation letztendlich vom Verhalten der Beteiligten ab. Es kommt darauf an, die Bereitschaft zur Information und Kommunikation bei Vorgesetzten und Mitarbeitern zu wecken und zu erhalten. Letztlich entscheidet der Einzelne darüber, ob ein Gespräch, eine Verständigung zustande kommt. Nicht die Technik, sondern der Mensch ist und bleibt Ausgangs-, Mittel- und Eckpunkt jeder Kommunikation.«[26]

»**Gemeint** heißt noch längst nicht **gesagt.**
Gesagt heißt noch längst nicht **gehört.**
Gehört heißt noch längst nicht **verstanden.**
Verstanden heißt noch längst nicht **einverstanden.**
Einverstanden heißt noch längst nicht **durchgeführt.**
Durchgeführt heißt noch längst nicht **beibehalten.**«[27]

Die Kommunikation sollte also so sein, dass sich alle informiert und gehört fühlen. Damit die allgemeinen und speziellen Anforderungen, die aus den Expertenstan-

---

[24] Simon, W. (2004). GABALs großer Methodenkoffer Grundlagen der Kommunikation. GABAL Verlag, Offenbach, S. 14
[25] Ebd., S. 14
[26] Ebd., S. 15
[27] Ebd., S. 76

dards resultieren, auch umgesetzt werden, ist ein gut geknüpftes Kommunikations-
netz sinnvoll und hilfreich. Abbildung 1 zeigt, wie verflochten dieses Netz ist. Das
ist bereits jetzt eine lange Liste und es sind noch nicht einmal die externen Partner
genannt, geschweige denn die Klienten und ihre primären Bezugspersonen.

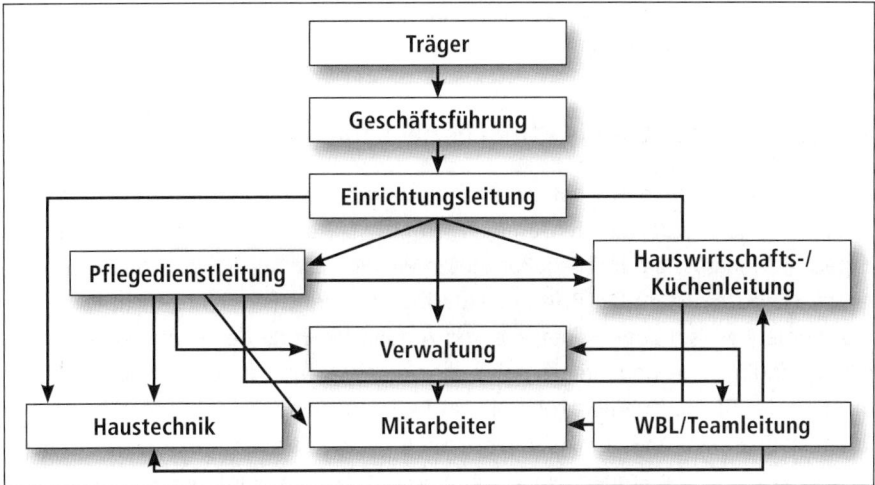

Abb. 1: Kommunikationswege in der Einrichtung (eine Auswahl).

Zwischen all diesen Menschen und Funktionen bzw. »Stelleninhabern« sollten die
Kommunikation und die Weitergabe von Informationen geregelt und geklärt sein.
In einer Kommunikationsmatrix wird die interne Kommunikation zwischen den verschiedenen Ebenen und Funktionsbereichen Ihres Unternehmens und Ihren Mitarbeitern sowie die Kommunikation mit externen Kreisen und Behörden dokumentiert
und festgelegt. Halten Sie sich an die Dienstwege, die sich formal aus dem Organi-
gramm Ihrer Einrichtung ergeben und schützen Sie sich selbst vor Verführungen.«[28]
Darüber hinaus sollten Sie u. a. folgende Fragen beantworten:

• Wie werden Besprechungen durchgeführt?
• Wer nimmt an welchen Besprechungen teil?
• Wie werden Informationen zwischen Bereichen weitergegeben (Formen der Infor-
  mationsweitergabe)?

---

[28] Lummer, C. (2009). 100 Tipps für Führungsverantwortliche in Pflege und Begleitung. Brigitte Kunz Verlag,
Hannover, S. 86

- Wie werden Informationen dokumentiert und wie lange werden sie aufbewahrt?
- Welche Werte werden in der Kommunikation gepflegt?
- Wie wird damit umgegangen, wenn Werte verletzt werden?
- Wie ist die Informationsweitergabe abgesichert?
- Wie wird mit Kommunikationsstörungen umgegangen?
- Wer übernimmt im Fall der Abwesenheit (z. B. Krankheitsfall) die Vertretung und welche Entscheidungsbefugnisse hat diese Person?

27. Tipp: Stärken Sie die Pflegebeziehungen

In allen Expertenstandards hat die Pflegefachkraft die zentrale Rolle inne, weil sie in direkter Nähe zum Klienten arbeitet. Nutzen Sie also die Implementierung der Expertenstandards, um in Pflegekonzepten wie Primary Nursing oder Bezugspersonenpflege zu arbeiten. Bei **Primary Nursing** ist jeder Klient einer Fachpflegekraft (der Primary Nurse) zugeordnet, die von Anfang bis Ende des Pflegezeitraums für ihn zuständig ist. Es bedeutet, dass sie die Verantwortung für die Pflege und Koordination des Pflegeverlaufs einschließlich der Pflegeplanung, der Durchführung der Pflegemaßnahmen und der Dokumentation trägt. Sie ist quasi die Chefin der Pflege dieses Klienten. »Die Primary Nurse gibt vor, wie gepflegt wird. Sie wird bei Abwesenheit durch ihre Associated Nurse vertreten. Das personenbezogene Pflegeteam besteht aus der Primary Nurse und zwei zugeordneten Associated Nurses. Die Associated Nurse unterstützt die Primary Nurse und bringt sich mit ihrer Fachkompetenz ein. Sie reflektiert auch deren Entscheidungen«[29]

Für den Klienten ist es ein Geschenk, so übersichtlich versorgt zu werden, für die Pflegekraft eine echte Arbeitsentlastung, weil ihr Fokus kleiner und konzentrierter ist. Auch im Hinblick auf die Administration.

28. Tipp: Nutzen Sie berufliche Netzwerke

Wir brauchen gute Kontakte zu anderen, um uns gegenseitig mit unserem Wissen und Know-how zu unterstützen. Genauso ist Vitamin B (= Beziehung) ein wichtige Ressource, um das Arbeitsleben zu meistern und schneller ans Ziel zu kommen. Was im Privaten längst selbstverständlich ist, sollte auch im Beruf beachtet werden.

---

[29] Kämmer, K. (Hrsg.) (2008). Pflegemanagement in Altenpflegeeinrichtungen. Schlütersche Verlagsgesellschaft, Hannover, S. 120

Pflegen Sie aktiv Netzwerke, denn herausragende Leistungen sind nicht allein zu erzielen und schon gar nicht aufrechtzuerhalten. Aus diesem Grund stellen auch die nationalen Expertenstandards die Vernetzung unter dem Stichwort »interne und externe Zusammenarbeit im interdisziplinären Team« in den Fokus. Für eine optimale Versorgung müssen alle an der Versorgung Beteiligten so gut wie möglich eingebunden sein und die Kommunikation untereinander bestmöglich und auf kürzestem Wege stattfinden. Gerade beim nationalen Expertenstandard »Entlassungsmanagement« geht es darum, die Wege zwischen den unterschiedlichen Einrichtungen zu ebnen und am besten sogar noch Überleitungen am Bett vorzunehmen. Doch auch bei den anderen nationalen Expertenstandards ist eine Vielzahl an externen und internen Personen mit eingebunden.

- Nutzen Sie Tage der »offenen Tür«. Treten Sie bewusst an die Ansprechpartner der in Frage kommenden Einrichtungen heran. Betonen Sie, dass Sie eine tragfähige Beziehung gestalten wollen, vereinbaren Sie Umgangsregelungen. Dies betrifft speziell Leitungskräfte. Regen Sie Ihre örtliche Kommune an, regionale Treffen für Pflege- und Versorgungseinrichtungen anzubieten.
- Gehen Sie auf Veranstaltungen vor Ort, ob Stadtteilfest oder Sportverein, und gehen Sie direkt auf Ihre Ansprechpartner zu.«[30]
- Sorgen Sie für regelmäßige interne Besprechungen. Informieren Sie Ihre wichtigsten Ärzte mündlich und schriftlich über die Neuerungen in Ihrem Haus, in Ihrem Pflegedienst, laden Sie gezielt dazu ein.
- Nutzen Sie Ihren Landesverband, um z. B. gemeinsam Informationsmaterialien oder Verfahrensregelungen zu erstellen. Tun Sie sich mit Verantwortlichen aus anderen Häusern und Pflegediensten zusammen, um gemeinsam an Schulungen teilzunehmen um sich besser kennen zu lernen und auszutauschen. Nutzen Sie gezielt Fachforen und Netzwerke im Internet, in denen Sie Ihre Themen besprechen können. Treten Sie Ihrem Berufsverband bei.
- Nutzen Sie Kongresse und Tagungen nicht nur zum Wissenserwerb, räumen Sie auch genügend Zeit zum Austausch ein. Oft erfahren Sie in Pausengesprächen wichtigere Dinge als im Vortrag und darüber hinaus lernen Sie neue Menschen kennen.
- Denken Sie daran: Netzwerken funktioniert nicht über Nacht. Es braucht Zeit, um gegenseitiges Vertrauen aufzubauen. Netzwerken ist ein Prinzip von Nehmen und

---

30 Masemann, S. & Messer, B. (2009). 100 Tipps für die erfolgreiche Pflegekraft. Brigitte Kunz Verlag, Hannover, S. 111

Geben. »Klüngeln *(ein anderes Wort für Netzwerken)* bedeutet Kompetenzen tauschen.«[31]

29. Tipp: Informieren Sie die behandelnden Ärzte frühzeitig

Menschen, die im Pflegealltag stecken, wissen, dass Konflikte mit Ärzten vorprogrammiert sind Da geht es um Verordnungen, Anordnungen, Misstrauen, die Pflegesituation des Klienten, um unterschiedliche Meinungen, etc.

Das ist für beide Seiten auf Dauer keine Lösung. Viele Ärzte zeigen mittlerweile starke Ermüdungserscheinungen, wenn es um die Hinweise von Pflegefachkräften zu Einträgen ihrerseits in der Pflegedokumentation geht. Laut diverser Expertenstandards müssen Ärzte aber ständig informiert werden. Ganz besonders der Expertenstandard Schmerzmanagement stellt die Beziehung zwischen Pflegefachkraft und Arzt auf die Probe. Hier ist eine gute Kooperation gefragt.

Wir empfehlen Ihnen eine größere Lösung, die da lautet: »Ein netter Abend für die Ärzteschaft«. Laden Sie an einem Abend, z. B. von 17.30 Uhr bis 19.00 Uhr die gesamte Ärzteschaft zu einem kleinen Umtrunk und ein paar Schnittchen ein. Dann informiert die Einrichtungs- und /oder Pflegedienstleitung über die Vision der Einrichtung, den Stellenwert der Expertenstandards und die möglichen Aufgaben bzw. Konsequenzen (z. B. Informationen über jedes Risiko, schriftlicher Dokumentation von Medikamentenverordnungen, Wundmanager als Ansprechpartner, etc.). Weitere Vorteile für alle Anwesenden: Sie sehen ihre Ansprechpartner, werden über das Konzept von Primary Nursing oder Bezugspflege informiert, bekommen Hinweise, wie sie bei Unzufriedenheit, Fragen oder Beschwerden vorgehen können und werden gefragt, was sie selber brauchen

Die Ärzte erhalten darüber hinaus Informationsmaterial (z. B. einen Musterbogen Schmerzdokumentation oder Einschätzung Kontinenzprofil, eine Übersicht über die Maßnahmen der Nichtmedikamentösen Schmerztherapie, etc.). Sie erhalten Anerkennung und ein Dankeschön, dass sie an diesem Abend da sind und sich so kooperativ zeigen.

Die Pflegedienstleitung sollte sich außerdem als Ansprechpartnerin bei möglichen Konflikten anbieten. Gemeinsame Ziele, wie z. B. die bestmögliche Versorgung der Klienten werden in den Mittelpunkt des Abends gestellt.

---

[31] Hausladen, A. & Laufenberg, G. (2000). Die Kunst des Klüngelns. Rowohlt Verlag, Reinbek bei Hamburg, S. 127

30. Tipp: Setzen Sie den Qualitätsmanagement-Beauftragten sinnvoll ein

Die Aufgabenpakete der einrichtungsinternen Qualitätsmanagementbeauftragten werden mit jedem Expertenstandard umfangreicher. Doch bestimmte Aufgaben wiederholen sich immer wieder. Das Qualitätsmanagement kann auf jeden Fall eine Fülle an Verfahrensanleitungen, Formularen, Informationszetteln etc. bereithalten, z. B.:

- Formulare zur Informationsweitergabe von Kurzinfos. Z. B. über das Dekubitusrisiko eines Klienten, wenn er in eine Arztpraxis kommt
- Verfahrensanleitungen, die zu jedem Expertenstandard gefordert werden
- Ergänzende Pflegestandards zu den Expertenstandards
- Beratungsprotokolle, bzw. Beratungschecklisten
- usw.

31. Tipp: Nutzen Sie Verfahrensanweisungen

Eine Verfahrensanweisung oder -regelung ist ein unbedingtes Muss. Sie regelt Zuständigkeiten und Verantwortlichkeiten klar und eindeutig. Sie gibt Sicherheit und Spielraum. Diese Verfahrensanweisungen werden kontinuierlich ergänzt und überarbeitet. Die Kompetenz der Pflegefachkräfte wird steigen und dies sollte sich z. B. bei den Verantwortungsbereichen niederschlagen.
Eine sinnvolle Verfahrensanweisung enthält u. a. Folgendes:

- Ziel und Zweck
- Geltungsbereich
- Begriffe
- Zuständigkeiten
- Regelungen
- Dokumentation
- Evaluation und Änderungsdienst
- Hinweise und Unterlagen
- Anlagen[32]

---

[32] Lubatsch, H.. (2004). Dekubitusmanagement auf Basis des nationalen Expertenstandards. Schlütersche Verlagsgesellschaft, Hannover, S. 86

32. Tipp: Präsentieren Sie sich und Ihr Unternehmen selbstbewusst

»Pflege braucht Vertrauen«, heißt es beim DRK hier bei uns im Ort. Der Satz stimmt. Schaffen Sie Vertrauen dem Pflegeberuf, Ihrer eigenen Kompetenz und Ihrer Einrichtung gegenüber, indem Sie der Öffentlichkeit erzählen, warum Ihre Einrichtung so gut ist.[33] Mit der erfolgreichen Umsetzung der Expertenstandards zeigen Sie Ihre ganz besondere Kompetenz. Sorgen Sie dafür, dass diese Veränderungen in der Pflegequalität auch nach außen hin bemerkt werden. Unterscheiden Sie sich von anderen Anbietern und machen Sie deutlich, welche Qualität man bei Ihnen erwarten kann:

- Zeigen Sie, dass die Expertenstandards die Pflegequalität heben.
- Sprechen Sie auch in der Öffentlichkeit von den Vorzügen der Expertenstandards; betonen Sie, was Sie bereits geändert haben und was noch kommen wird.
- Berichten Sie in der Presse, auf Ihrer Homepage, im Eingangsbereich des Hauses oder auch mit farbigem Handzettel, womit Sie gerade beschäftigt sind.
- Haben Sie einen Expertenstandard erfolgreich implementiert, sollte die Öffentlichkeit davon erfahren. Feiern Sie im Haus mit Mitarbeitern und Bewohnern.
- Holen Sie die örtlichen Pressevertreter und erzählen Sie davon.
- Informieren Sie Dienstleister, an welchem Standard sie arbeiten, was sie bereits gemeistert haben.
- Machen Sie (potenziellen) Kunden deutlich, dass Sie auf dem neuesten Stand und mit Freude arbeiten.

---

[33] Masemann, S. & Messer, B. (2009). 100 Tipps für die erfolgreiche Pflegekraft, Brigitte Kunz Verlag Hannover, S. 110

3   Motivieren Sie Ihre Mitarbeiter – aber richtig

33. Tipp: Machen Sie aus der Umsetzung einen Wettbewerb

Sie können die Sache mit den Expertenstandards äußerst attraktiv machen. Hier ein paar Anregungen, die z. T. von uns oder von begeisterten Teilnehmern (speziell Führungskräfte) stammen:

Nehmen Sie an Wettbewerben teil. Es gibt immer mehr davon. Begeistern Sie Ihre Kollegen und bewerben Sie sich für einen Wettbewerb. Manchmal winkt neben der Öffentlichkeitsarbeit sogar eine »Geldprämie«.

Bringen Sie sich in die örtliche Presse. Denken Sie mal: »Ist es nicht attraktiv, in dem Pflegedienst zu arbeiten, der dafür sorgt, dass in ganz XY kaum noch ein Senior stürzt?« Möchten Sie nicht auch in dem Altenheim arbeiten, »wo Schmerzen vor der Tür bleiben?«. Lassen Sie von sich hören. Gerade vor der Haustür. Beim Bäcker angesprochen zu werden, mit den Worten: »Sagen Sie mal, Sie sind doch von der Sozialstation, die aktiv gegen Mangelernährung bei alten Menschen vorgeht? Toll, was Sie auf die Beine stellen!«

Stiften Sie Anreize – warum nicht auch monitär: Hier die absoluten Top-Ideen aus einem zweitägigen Training für Führungskräfte aus der ambulanten Pflege zum Thema Expertenstandard Förderung der Harnkontinenz:

Wenn dieser Standard erfolgreich und praxisnah umgesetzt wird, dann gibt es ein großes Brunch am Sonntagmorgen, ein Picknick, ein Wellness-Wochenende oder einen Gutschein für ein gemeinsames Essen etc.

Schaffen Sie interessante Aufgaben. Bekannt ist ja, dass nicht das Geld oder ähnliches auf Dauer motiviert, sondern individuelle Anforderungen, die wachsen lassen und für die man Anerkennung bekommt. Suchen Sie Aufgaben aus diesem Bereich, mit denen Sie Mitarbeiter motivieren. Bilden Sie sie weiter, zum Wundmanager, zum Moderatoren oder zum Schmerzspezialisten.

34. Tipp: Planen Sie transferorientierte Schulungen

Die Schulungen zu den Expertenstandards finden sich als zentrales Element in allen Empfehlungen zur Umsetzung der Expertenstandards. Viele Einrichtungen sind zurzeit dabei, langfristige und wohlüberlegte Schulungs- und Fortbildungskonzepte durchzuführen. So führten bspw. Führungskräfte, also Pflegedienstleitung und deren Vertretung, eines großen norddeutschen Wohlfahrtsverbandes gleich eine ganze Schulungsreihe durch. Für jeden Expertenstandard wurden zwei Tage eingeräumt, sodass genügend Zeit blieb für Inhalt, Transfer, pädagogische Tipps zu Schulungen, zur Dokumentation, zu Fallbesprechungen, zu Verfahrensanleitungen, etc. Zugleich wurde die gemeinsame Motivation gestärkt und die Loyalität zu den Expertenstandards. Es blieb genügend Zeit, um in Ruhe nachzudenken, Fragen zu stellen, aktiv dabei zu sein. Das Projekt war absolut gelungen.

Das ist etwas ganz anderes als eine 1,5-Stunden-Schulung während der Mittagsdienstübergabe, die häufig frustrieren. Doch gerade Schulungen sind für den Erfolg der Implementierung verantwortlich. Eine gelungene Inhouse-Schulung oder ein Inhouse-Training schenkt Wertschätzung: Dem Thema und vor allem den Mitarbeitern gegenüber.

Planen Sie die Schulungen langfristig, damit der richtige Trainer Zeit hat und Sie Ihre Mitarbeiter vorbereiten können. Der Trainer sollte motivieren können, kompetent sein und evtl. sogar in einem zertifizierten Unternehmen arbeiten. Sie können auch eine Mischung aus Inhouse-Training und externen Fortbildungen planen. Der Trainer hilft Ihnen dabei, die Inhalte, die Literatur zu klären und die Formulare, Handouts etc. abzustimmen.

Auf Ihre Anwesenheit kommt es an! Wenn Sie z.B. als QM-Beauftragte oder PDL arbeiten, dann können inhaltliche Fragen, oder auch solche zum Transfer oder Prozess gleich aufgegriffen werde. Ebenso zeigen Sie Ihren Mitarbeitern: »Ich bin auch dabei – ich bin neugierig!« das motiviert. Aber sorgen Sie dafür, dass die Mitarbeiter in Ihrer Nähe entspannt sind. Wenn das nicht der Fall ist, bleiben Sie lieber weg.

Planen Sie je Expertenstandard ganze Tage ein, schicken Sie die Mitarbeiter oder Kollegen vorher und hinterher nicht in den Dienst. So können diese sich besser auf das Thema einstellen, der Kopf ist freier. Wenn Sie Fort- und Weiterbildungen planen, dann bedenken Sie bitte auch, dass eine lernfreundliche Umgebung sehr wichtig für den Lernerfolg ist.

Checkliste für die Raumplanung der Fortbildungsveranstaltung

- Ausreichend Platz, bequeme Sitzmöglichkeiten
- Sitzplan /Anordnung (ein Stuhlkreis fördert das Miteinander)
- Raumgestaltung, z. B. mit anschaulichen Lernplakaten (ist jedoch Sache des Trainers), Blumen, etc. Bitte überfrachten Sie den Raum nicht.
- Ausreichend natürliches oder künstliches Licht
- Gute Belüftung
- Tee, Kaffee, Kekse, Obst und Erfrischungsgetränke
- Möglichkeiten für ein Mittagessen oder eine kleine Mahlzeit
- Sicherheit der persönlichen Dinge
- Teilnahme und Gleichberechtigung für jeden gewährleisten

Jeder Mitarbeiter, der nach einer Fortbildung einen konkreten und umsetzbaren Vorschlag zur Verbesserung der Pflege macht, erhält eine Belohnung. Vorausgesetzt, der Mitarbeiter sorgt selbst für die Umsetzung seiner Idee! So steigern Sie die Pflegequalität und die Mitarbeiter sind motiviert, zu Fortbildungen zu gehen.

35. Tipp: Sorgen Sie für effektive Fortbildungen und Dienstbesprechungen

13:00 Uhr, die Schicht hat gewechselt. Die meisten Pflegekräfte haben zu Mittag gegessen, im Dienstzimmer breitet sich Müdigkeit aus. Sie aber haben gerade für diesen Zeitpunkt eine Fortbildung oder eine Dienstbesprechung organisiert und extra eine externe Referentin eingeladen. Leider sind Ihre Mitarbeiter jetzt einfach nur müde. Wenn eine Fortbildung schon um die Mittagszeit herum stattfinden muss, dann beherzigen Sie diese Tipps:

1. Sorgen Sie für frische Luft, erfrischende Getränke und ein Rauchverbot während der Veranstaltung.
2. Stellen Sie einen Blumenstrauß in die Mitte der Gruppe.
3. Fügen Sie ab und an eine kleine körperliche Aktivierungseinheit ein, wie z. B. kleine gymnastische Übungen.
4. Tragen Sie nicht nur vor, sondern lassen Sie auch Platz für Gruppenarbeiten. Ihre Mitarbeiter sind so selber aktiv und erleben sich auch in der Gruppe noch einmal anders als im Pflegealltag.

5. Sorgen Sie für eine abwechslungsreiche Veranstaltung, bei der auch gelacht werden darf!

36. Tipp: Gestalten Sie das Lernen abwechslungsreich

Besonders bei Pflegekräften ist der Wechsel von bewegungsintensiven Arbeitsphasen und bewegungsarmen Stunden bei Fort- und Weiterbildungen nicht effektiv. Deshalb sollten Sie Bewegungsspiele in die Fortbildung einbauen und das mit dem jeweiligen Trainer besprechen.

Probieren Sie die folgende Übung einfach bei einer Ihrer nächsten Weiterbildungsveranstaltungen aus: Die Teilnehmer stehen aufrecht, mit leicht gespreizten Beinen, und beginnen, den ganzen Körper – besonders die Arme und Beine – zu schütteln. Alle stellen sich dabei vor, alle Belastungen, negativen Gedanken, Ärger und Sorgen abzuschütteln. Eine kräftige Ausatmung unterstützt dabei zusätzlich. Nachdem alles geschüttelt wurde, spüren die Teilnehmer noch ca. 15 Sekunden der Entspannung nach. Ziel der Übung ist es, sich vom Druck der Arbeit, von Sorgen oder von zu vielen Eindrücken zu befreien und neue Energie zu tanken.

37. Tipp: Sorgen Sie für eine gute Basis bei den Beratungen

In den Expertenstandards kommen Beratung und Schulung besondere Rollen zu. Im Alltag ist es aber leider oft so, dass Erklärungen eher nebenbei erfolgen. Vorsicht: Beratung und/oder Schulung sind sehr vielfältig: Es sollte immer

- »über die aktuelle Situation gesprochen werden,
- Wissen vermittelt und aufgeklärt werden,
- eine angemessene Einstellung und die Compliance des Patienten gefördert werden,
- dem Patienten geholfen werden, die Situation zu bewältigen und Verantwortung zu übernehmen,
- die Fähigkeit, Symptome wahrzunehmen, ermittelt werden,
- die Selbstbeobachtung erlernt werden,
- Selbstpflege- und Managementkompetenzen vermittelt werden,
- der Patient zur Durchführung von pflegerischen Maßnahmen befähigt werden,
- Verhalten dauerhaft trainiert werden und
- relevante Hilfesysteme und ihre Funktionen erklärt werden.«[34]

---

[34] Dangel, B. (2004). Pflegerische Entlassungsplanung. Urban & Fischer. Elvesier, München, S. 134

Verfahrensanweisung für Beratungen

- Beratende Person
- Form der Beratung (Ist es eher eine Schulung, eine Anleitung oder eine Beratung? Wenn es eine Beratung ist, ist es eher eine Expertenberatung oder eine »normale« Beratung?)
- Einladungsmodus
- Teilnehmende Personen
- Zeitfenster, Raum
- Beratungs- und Schulungsmaterialien
- Formulare oder Checklisten, um der Pflegefachkraft die Beratung zu erleichtern. (Werden mittlerweile auch von Herstellern von Dokumentationsformularen geführt)

»Jeder Patient hat einen individuellen Bedarf an Edukation. Somit stellen auch die folgenden Strategien lediglich Anregungen, aber keine fertigen Lösungen für die Ermittlung des Edukationsbedarfs dar:

- Den Patienten sowie die Angehörigen informieren, dabei im Gespräch feststellen, ob und wo Wissens- und Informationslücken bestehen.
- Im Rahmen des Gesprächs zu erläuterten Sachverhalten Fragen stellen, um abzuschätzen, ob das vermittelte Wissen verstanden wurde.
- Kurze, standarisierte Fragebögen können zur Orientierung über den Wissenstand dienen.
- Handlungen gemeinsam mit dem Patienten bzw. den Angehörigen durchführen, Zusammenhänge in einem abschließenden Gespräch erklären.
- Demonstrierte Handlungen vom Patienten bzw. Angehörigen »vorführen« lassen,
- Themen aus verschiedenen Blickwinkeln erörtern, z. B. das Auftreten von Komplikationen, ungewöhnlichen und vom Alltag abweichenden Situationen, Abwesenheit des Partners.
- Beobachten, wie Patienten und Angehörige mit Problemen umgehen.
- Fallbeispiele mit Patienten und Angehörigen durchsprechen.

- Patienten und Angehörige sind oft bemüht, ein (vor-) schnelles Lernen zu signalisieren; routinemäßige Wiederholungen und Übertragung der Situation auf das häusliche Umfeld sind somit wichtig.«[35]

38. Tipp: Veranstalten Sie ein Kick Off[36]

In der deutschen Pflegelandschaft gehören die nationalen Expertenstandards zu den revolutionärsten Änderungen der letzten Zeit. Die erfolgreiche Umsetzung bedarf einer langfristigen und Projektplanung und es braucht darüber hinaus Durchhaltevermögen bei allen Beteiligten.

Beim Kick Off geht es ums Feiern, Motivieren, Lachen, kurzum: Es geht um die Lust auf das Projekt. Insbesondere die Führungskräfte sind Vorbild und sollten auch deutlich machen, was Sie an Einsatz für den Erfolg des Projekts bringen können. Geben Sie Ihrem Projekt einen schmissigen Titel. In einer Einrichtung, die wir im Rahmen der Umsetzung der Expertenstandards begleiten, lautet das Projekt:»Qualitätssprung 2010 – ich bin dabei!«

Es geht darum, Ressourcen zu bündeln, einander Wertschätzung zu zeigen und sich gemeinsam auf die vorliegenden Aufgaben einzuschwören. Organisieren Sie eine Auftaktveranstaltung am Abend, die alle relevanten Mitarbeiter einbezieht, stoßen Sie mit Sekt an. Machen Sie die Meilensteine des Projekts deutlich, erwähnen Sie die Hürden und glauben Sie daran, dass Sie es mit Ihrer Mannschaft schaffen werden. Finden Sie tragfähige Bilder, etwa »gemeinsam auf Fahrt zu gehen«. Verpflichten Sie ggf. eine externe Moderatorin, um wirklich zielorientiert und positiv gestimmt vorzugehen.

Ein Kick Off sollte möglichst abends, so gegen 19.00 Uhr beginnen. Bitte sorgen Sie dafür, dass in dieser Zeit der Dienst von Zeitarbeitskräften oder Aushilfen übernommen wird. Den Auftakt macht die Moderatorin oder die oberste Führungskraft bzw. das Führungsteam. Sie informiert über die Gestaltung des Abends, evtl. liegt der Kurs auch Form eines kleinen Fahrplans auf den Stühlen. Dann folgt der Rückblick: Mittels kleiner Sketche, die entweder von den Moderatorinnen oder von engagierten Mitarbeitern vorgetragen werden, wird ein spritziger Rückblick gewagt.

---

[35] ebd.

[36] Kick Off, ein englischer Begriff, der ursprünglich aus dem Sport kommt. Er bezeichnet den Anstoß in Ballsportarten wie dem American Football oder Rugby. Doch auch in der Wirtschaft ist ein Kick Off üblich geworden. Hier bezeichnet es z. B. die Auftaktveranstaltung zu Beginn eines neuen Projektes.

Hier kann z. B. das ganze »Drumherum« einer MDK-Prüfung aufs Korn genommen werden. Lachen erlaubt.

Beim Blick in die Zukunft wird die Vision vorgestellt. Dann kommen interaktive Elemente, die Mitarbeiterinnen bekommen Aufgaben und agieren zusammen. Über allem steht das Motto »Motivation, Aufbruch, Lust auf Neues, Spaß«. Im Anschluss werden die Ergebnisse präsentiert, Fragen gestellt, ein Ausblick auf die nächste Zeit gewagt. Dann ist die Zeit, in der mit Sekt auf das Neue angestoßen werden kann. Einige Tage später sollt es einen Hinweis in der Heimzeitung oder gar im »Wochenblättchen« des Stadtteils geben.

39. Tipp: Achten Sie auf eine wertschätzende und angenehme Unternehmenskultur[37]

»Unter einer Unternehmenskultur wird die Grundgesamtheit gemeinsamer Wert- und Normenvorstellungen sowie geteilter Denk- und Verhaltensmuster verstanden, die Entscheidungen, Handlungen und Aktivitäten der Organisationsmitglieder prägen.«[38] Die spezifische Kultur ergibt sich aus den Werten, der Unternehmensethik, Normen und Denkhaltungen. Sie zeigt sich im Zusammenleben der Mitarbeiter ebenso wie im Auftreten nach außen.

Elemente der Wertewelt des Unternehmens

1. »Werte: Verdichtung von Einzelwerten zu Gruppen- oder Bereichswerten, die sich sichtbar auf das Verhalten auswirken (z. B. Umsetzung einer neuen Führungsstrategie)

2. Normen: Bildung einer Verhaltens- und Einstellungsnorm (Gewohnheit), die allgemein akzeptiert wird.

3. Stil: Entstehung eines Unternehmens-Stils, wenn die Einhaltung der Norm zur sozialen Selbstverständlichkeit geworden ist und nicht mehr registriert wird.

4. Stimmung: Einfärbung der Grundstimmung im Sinne des selbstverständlichen Stils, Entstehung einer nicht mehr reflektierten »Atmosphäre« oder eines unbewussten »Erscheinungsbildes«.[39]

---

[37] Entnommen aus Denk Groß Team (Hrsg.) (2008): Dem Horst sein Logbuch. BR Verlag, Lippstadt
[38] Simon. Praxisseminar Personalmanagement, Westfälische Wilhelms-Universität, Münster, 2001
[39] Ebd.

Um die Unternehmenskultur bewusst zu gestalten, müssen Führungskräfte Visionen definieren und diese in der Gestaltung von Veränderungsprozessen, in ihrem eigenen Verhalten, ihrem Führungsstil und dem Umgang mit Kritik und Widersprüchen einbringen.

Sorgen Sie für eine transparente Unternehmenspolitik

Nur wenn Mitarbeiter wissen, wohin es gehen soll, können sie mit Ihrer Kraft und Energie mitgehen. Mitarbeiter müssen wissen, was es für aktuelle, kurz- und langfristige Ziele gibt, und wie diese erreicht werden sollen. Bitte machen Sie keine Geheimnisse aus Zahlen, Stellenbesetzungen, Wünschen und Erwartungen.

Schaffen Sie klare, einfache Kommunikationswege, auf denen die Informationen zügig und unmissverständlich transportiert werden. Regelmäßige Besprechungen sowie Informationsveranstaltungen für Ihre Mitarbeiter sind der Ort für Transparenz. Seien Sie authentisch, wenn es um Ihr Unternehmen und dessen derzeitige Situation geht.

Werte und Realität – Tun Sie, wovon Sie reden

Mitarbeiter und Kunden spüren, ob die kommunizierten Werte des Unternehmens mit der Realität und dem tatsächlichen Alltag übereinstimmen.

Zum Beispiel IKEA: IKEA scheint als Unternehmen daran interessiert zu sein, dass Kunden sich dort wohl fühlen. Kunden werden in der öffentlichen Kommunikation geduzt und direkt angesprochen. Das lädt viele ein, sich entspannt zu verhalten. Alle Produkte haben einen Namen. In unserem Wohnzimmer steht nicht irgendein Regal, sondern »Billy«. Zudem sorgt der Service vor Ort dafür, dass sich beim Ikeabesuch alle wohlfühlen können. Selbst Kleinkinder erleben einen Ikeabesuch als Spaß. Der Spaß- und Erlebnisfaktor wird groß geschrieben.

Entdecken Sie Ihre Werte!

- »Wie setzen Sie bei Ihren Werten die Prioritäten? Es gibt sicher auch bei Ihnen Werte, die Ihnen wichtiger sind als andere. Wenn Sie vor eine Wahl gestellt werden, entscheiden Sie sich für den höherrangigen Wert.
- Zu welchen Werten fühlen Sie sich hingezogen? Werte wie: Liebe, Freundschaft, Respekt, Verantwortung, Spaß und Sicherheit, Anerkennung? Oder erleben Sie Ihre Werte, weil Sie etwas vermeiden möchten, wie z. B. Einsamkeit, Armut?
- Woran erkennen Sie Ihre Werte, woran spüren Sie, ob Ihre Werte erfüllt wurden oder verletzt worden sind? Meist haben Sie Regeln oder Kriterien, an denen Sie merken, dass Werte erfüllt worden sind.

- Wie leben Sie Ihre Werte anderen Menschen gegenüber aus? Woran können andere Ihre Werte erkennen?
- Wie gehen Sie mit Werten von Kunden, Mitarbeitern, Kollegen, Vorgesetzten etc. um?«[40]

40. Tipp: Nutzen Sie die Macht des Humors[41]

Humor macht vieles leichter. Spaß löst den gordischen Knoten der inneren Verkrampfungen, kennt keine Grenzen der Phantasie und ist überall zu haben.[42] Dieter Bartels, der Leiter der bekanntesten Clown-Schule in Deutschland, sagte uns in einem Gespräch zum Thema »Lachen«: »Der Clown lernt den Verstand flach zu legen!«. Ist erst der Verstand flach gelegt, schweigt auch die »Polizei im Kopf«, unser allgegenwärtiges Kontrollinstrument. Dann ist Platz für echte Emotionen und Direktheit. Lachen entspannt, bringt Menschen zusammen und schafft Gemeinsamkeiten.»... Kommunikation ist angesagt, Hierarchien werden abgebaut, ein fröhliches, relaxtes Arbeitsklima ist nicht nur stimmungs-, sondern auch umsatzfördernd. Wenn Sie nur ein Quäntchen Humor in Ihre Arbeitswelt einbringen, werden Sie überraschende Resultate bekommen – sogar außerhalb der Karnevalszeit. Freude motiviert.«[43] Lachen verlängert das Leben und macht gesund. Das zeigt der steigende Einsatz von Klinikclowns in Krankenhäusern und Altenheimen und das lässt sich wissenschaftlich sogar beweisen.

Das physiologische Potenzial
Die noch relativ neue »Gelotologie« (Lachforschung) weist nach, dass Humorreaktionen das Immunsystem beeinflussen, dass Lachen u. a. Schmerz reduzieren, Stressabbau, Durchblutung und Verdauung fördert, oder den Blutdruck senkt.

Das psychologische Potenzial
Emotional: Humor löst Hemmungen, reaktiviert verdrängte Affekte, ermöglicht einen unmittelbaren und spontanen Austausch menschlicher Gefühle und führt im therapeutischen Setting zu freizügiger Gleichwertigkeit.
Kognitiv: Humor regt kreative Potenziale an, aktiviert Entscheidungsprozesse und Perspektivenwechsel, sensibilisiert für neuartige Zusammenhänge, fördert eine

---

[40] Denk Groß Team (Hrsg.) (2008). Dem Horst sein Logbuch. BR Verlag, Lippstadt, S. 20 ff.
[41] Ebd.
[42] Weyh, H. & Krause, P. (1993). Kreativität – Ein Spielbuch für Manager. Econ Verlag, Düsseldorf
[43] Ebd.

explorierende Haltung gegenüber scheinbar unumstößlichen Gegebenheiten und hilft, rigide Verhaltensmuster durch flexiblere zu ersetzen. Kommunikativ: Humor wirkt erfrischend, entspannend und anregend (evtl. auch originell), trägt zu einer freundlich konstruktiven Beziehung bei und festigt das Arbeitsbündnis. Humor reduziert »Erhabenheitsansprüche« der Vorgesetzten, fördert ein Klima der Offenheit und Gleichwertigkeit und reduziert Widerstände.[44]

Lachen Sie auch mal im Alltag

»Lachen im Alltag«

- Steigern Sie Ihre eigene Fähigkeit zu lachen. Es reicht oftmals schon, die Mundwinkel weit auseinander zu ziehen und an etwas Lustiges zu denken. Erzählen Sie Menschen, die Sie auf dem Weg zur Arbeit oder an Ihrem Arbeitsplatz treffen, einen Witz oder eine lustige Begebenheit. Ein Lächeln zaubert – auch bei Kritikäußerungen – Warmherzigkeit beim Gegenüber hervor.
- Überraschen Sie Ihre Kollegen mit einer witzigen Idee: Ein Paket Gummibärchen zum Namenstag, einen wöchentlich wechselndes Comic im Fahrstuhl, ein ungewöhnliches Kleidungsstück.
- Schauen Sie sich mit Mitarbeitern lustige Filme oder Theaterstücke an. Prämieren Sie den Witz der Woche, des Tages, der Besprechung. Nutzen Sie Cartoons und Karikaturen, um sie der innerbetrieblichen Geschäftspost beizulegen, versehen Sie Aushänge mit witzigen Zeichnungen.
- Bleiben Sie authentisch!
- Hören Sie zu, gucken Sie hin, lachen Sie mit, wenn andere etwas Lustiges, Witziges machen.
- Lächeln Sie am Telefon, es kommt am anderen Ende der Leitung an.
- Bringen Sie Ihre Kinder mit zur Arbeit: Es ist sehr interessant, was dann passiert. Manche Menschen wirken ganz plötzlich irgendwie menschlicher und nicht mehr so steif wie sonst.
- Besuchen Sie mit Ihren Kollegen einen Theaterworkshop: Clown oder Improvisationstheater. Sie werden sehen, so viel haben Sie noch nie miteinander gelacht.

---

[44] Nach Hahn, P. Humor als therapeutische und soziale Kompetenz, in: www.humor.ch

41. Tipp: Bereiten Sie wichtige Informationen anschaulich auf

Im Alltag gibt es eine Fülle an Informationen, die wir ständig zu verarbeiten haben. Das macht es nicht immer leicht, Neues aufzunehmen. Dies wirkt sich natürlich auf das Wissen der Expertenstandards in den Köpfen der Pflegekräfte aus. Denken Sie z. B. an eine herkömmliche Schulung, die in der Einrichtung stattfindet: Da werden ein paar Folien aufgelegt, mündliche Informationen gegeben, diskutiert und vielleicht ein Handout ausgegeben. Aber schon nach wenigen Tagen wird das eine oder andere wieder vergessen. Vielleicht gerade dann, wenn es während einer Beratung, einer Visite oder bei der Führung der Pflegedokumentation dringend gebraucht wird. Deshalb sollten Sie wesentliche Informationen immer anschaulich aufbereiten.

42. Tipp: Bringen Sie mehr Farbe ins Dienstzimmer

Informationen sollten dort greifbar sein, wo sie gebraucht werden. Das ist neben dem Zimmer oder der Wohnung des Klienten natürlich das Dienstzimmer. Hier kann eine Vielzahl an wichtigen Informationen nützlich und greifbar sein.

Bereiten Sie Informationen auf

- Erstellen Sie ein Plakat, auf dem die Hauptebenen der Expertenstandards abgebildet sind. (z. B. Risiko- und Potenzialerkennung, Information der Klienten und ihrer primären Bezugsperson, Auswahl der geeigneten Maßnahmen, Zusammenarbeit und Information im interdisziplinären Team, Beratung und Schulung, Evaluation, etc.) Verdeutlichen Sie den Schwerpunkt des Expertenstandards durch ein passendes Bild.
- Erstellen Sie ein Bild der Kontinenzprofile: Diese sind ja noch ungewohnt, deshalb bringen Sie sie an die Wand oder in einen Bilderrahmen, mit einem hübschen Bild versehen.
- Laminierte Karten für die Kitteltasche oder die Pflegedokumentation: Z. B. die Kriterien der Wundbeschreibung, Fragen zur Lebensqualität eines Menschen mit einer chronischen Wunde, oder, oder, oder ...

Diese Beispiele wirken als Prophylaxe und verhindern, dass Pflegekräfte etwas nicht oder weniger professionell tun. Bekommen Sie Ihre Informationen, ohne viel fragen zu müssen, sind Sie handlungsfähiger. Es ist leicht, z. B. von einem netten Blatt die Kontinenzprofile abzulesen und sie in den Pflegeprozess einzubeziehen. Das wirkt wie ein Spickzettel! Damit wird einer ganz wesentlichen Sache vorgebeugt. Nämlich dem »Nichterledigen von wichtigen Aufgaben«.

4 Tipps zur Umsetzung des Expertenstandards Dekubitusprophylaxe in der Pflege

43. Tipp: Schätzen Sie das individuelle Dekubitusrisiko ein

Die erste Standardebene fordert, dass eine Pflegefachkraft über aktuelles Wissen zur Dekubitusentstehung verfügt und sie das Dekubitusrisiko bei ihren Klienten einschätzen kann. Sie muss also die folgenden Risikofaktoren kennen:

- »Immobilität (totale Immobilität besteht, wenn der Patient im Schlaf pro Stunde kein einzige Spontanbewegung durchführt)
- Zu langes Sitzen ohne Druckentlastung
- Bewusstlosigkeit und gravierende Störungen der Vigilanz, z. B. Depression, Katatonie und andere psychiatrische Erkrankungen
- Sedierung
- Hohes Lebensalter
- Neurologische Störungen, z. B. Lähmungen mit Sensibilitätsstörungen
- Kachexie
- Durchblutungsstörungen, vor allem aVK
- Exsikkose, Dehydration, Fieber
- Anämie mit einem Hb < 8g/l
- Große chirurgische Eingriffe«[45]

Diese Einschätzung wird mittels einer standardisierten Skala, meistens der Bradenskala, vorgenommen. »Die Bradenskala wurde in den 1980er Jahren von Barbara Braden und Nancy Bergstrom in den USA entwickelt. Sie orientiert sich an den sechs Kategorien Beweglichkeit, Aktivität, Reibung- und Scherkräfte, sensorische Wahrnehmung, Ernährung und Hautfeuchtigkeit. Ein erhöhtes Risiko besteht bei einer Summe von 15 Punkten und weniger, ein hohes bei neun Punkten und weniger«[46]
Formulare:
- Bradenskala (Einschätzung der Risikofaktoren)

---

[45] Schmidt, S. (2009). Expertenstandards in der Pflege: Eine Gebrauchsanweisung. Springer Medizin Verlag, Berlin, S. 15
[46] Heilberufe spezial. Dekubitus. Urban & Vogel GmbH, München, 2005, S. 21

- Pflegeanamnese (um andere, die Risikofaktoren beeinflussende Faktoren einzuschätzen – Potenzialerhebung)
- Pflegebericht (um das Verhalten und die Reaktion der Klientin auf durchgeführte Maßnahmen zu dokumentieren)
- Bewegungsanalyse (um die Bewegungsfähigkeit einzuschätzen)«[47]

Sie wundern sich, warum hier die Bradenskala und die Pflegeanamnese zusammen erwähnt sind? Das ist sinnvoll, wenn Sie in der Bradenskala die Hautfeuchtigkeit als Risikofaktor angegeben haben. Nun weiß jedoch noch keiner, wie genau diese Hautfeuchtigkeit aussieht oder ob sie durch Schwitzen, Harninkontinenz oder ein umgekipptes Wasserglas entstand. Damit diese Situation klarer ist, gehört dieser Punkt detaillierter in die Pflegeanamnese oder auch schon Pflegeplanung. Ergänzend schätzen Sie noch die speziellen Fähigkeiten und Ressourcen des Klienten hinsichtlich seines Dekubitusrisikos ein. Auch dazu nutzen Sie die Pflegeanamnese.

Zeitpunkte für die Risikoeinschätzung

- Unmittelbar zu Beginn des pflegerischen Auftrages (noch am selben Tag, da der Klient »neu« ist, empfiehlt sich eine zweite Einschätzung wenige Stunden/Tage später).
- Bei Veränderungen der pflegerischen Situation (z. B. nach einem Sturz oder anderen Ereignis; plötzlich auftretende Erkrankungen wie Apoplex; nach einer Operation; Veränderungen der Nahrungsaufnahme; bei einer Veränderung der Medikation, z. B. bei der Gabe Schmerzmedikamenten oder Sedativa; bei Infekten, Fieber, Dehydration, o. ä.)
- In regelmäßig wiederkehrenden Abständen.

44. Tipp: Fördern Sie die Bewegung Ihrer Klienten

Um die Kriterien aus dieser Standardebene zu erfüllen, sind einige Dinge zu tun, zum einen die Bewegungseinschätzung und zum anderen die Bewegungsförderung, z. B. Mobilisation, Transfer, Positionsunterstützung, etc. Bevor Sie die Bewegung ihres Klienten fördern, schätzen Sie diese ein. Dies gelingt am leichtesten mit einer speziellen Tabelle oder einem Formular.

---

[47] Messer, B. (2008).Die Expertenstandards im Pflegealltag. Schlütersche Verlagsgesellschaft, Hannover, S. 52

Tabelle 12: Einschätzung der Bewegungsfähigkeit eines Klienten.

Globale Bewegungsbeschreibung:
Kopf/Schulter:
Arme:
Hände:
Brustkorb/Rumpf/Bauch
Becken
Beine/Knie
Füße
Gesamtbewegungen
Bewegung im Liegen
Aufstehen/Hinsetzen
Sitzen
Stehen
Gehen
Transfer
Gebrauch von Gehhilfen
Umgang mit evtl. Rollstuhl
Ergänzungen:
Spezielle Mikrobewegungen:
Kopf
Hals/Nacken
Rücken
Brustkorb/Bauch
Arme/Hände
Schulter
Becken/Gesäß
Beine/Knie
Füße
Weitere Eigenbewegungen

Erster Schritt: Die Bewegungsfähigkeit des Klienten ist von Kopf bis Fuß eingeschätzt. »Die Pflegefachkraft erkennt und beschreibt die Bewegungsfähigkeit einer Klientin fachsprachlich und plant eine notwendige Bewegungsförderung mit ganzheitlichem Blick. D.h., dass sie andere Bewegungen, die mit der Klientin gemeinsam durchgeführt werden, wie z. B. eine Inkontinenzversorgung oder ein Aufrichten zum Essen, mit einbezieht.«[48] (Messer, 2008, S. 47)

Der zweite Schritt ist die Bewegungsförderung: »Im Vordergrund muss in allen Pflegeeinrichtungen die Bewegungsförderung stehen, was bedeutet, dass Techniken angewendet werden, die es dem Betroffenen durch Freihalten bestimmter Körperzonen ermöglichen, Eigenbewegungen und eigenständige Lageveränderungen durchzuführen«[49]

Für die Pflegefachkraft heißt das konkret: Nach der Einschätzung der Bewegungsfähigkeit plant sie die Bewegungsförderung (in der Pflegeplanung und evtl. auf dem Bewegungsplan). Die Maßnahmen der Bewegungsförderung werden durchgeführt. Reicht die Bewegungsförderung nicht aus, um eine Dekubitusgefährdung auszuschließen, führt die Pflegefachkraft eine Bewegungsunterstützung durch, im Sinne einer Positionsunterstützung (ehemals Lagerung), um den Druck zu reduzieren. Die durchgeführten Maßnahmen der Bewegung werden anschließend auf dem Bewegungsplan dokumentiert.

Maßnahmen der Bewegungsförderung
- Große und kleine Bewegungen im Liegen bzw. Sitzen
- Die klassische Mobilisation
- Teilnahme des Klienten an Bewegungsprogrammen der Einrichtung
- Passive und aktive Bewegungsübungen
- Sitz-, Steh- und Gehübungen
- Integration in das soziale Leben

Maßnahmen der Kinästhetik
Diese eignen sich vor allem, wenn es um reibungs- und scherkräftearme Transfers und andere Bewegungen geht. (»Der Körper besteht aus Massen (Kopf, Thorax, Hüfte,

---

[48] Messer, B. (2008). Die Expertenstandards im Pflegealltag. Schlütersche Verlagsgesellschaft, Hannover, S. 47
[49] Schmidt, S. (2009). Expertenstandards in der Pflege: Eine Gebrauchsanweisung. Springer Medizin Verlag, S. 18

Beine, Arme) und den entsprechenden Zwischenräumen zwischen diesen Massen. Nun wird Bewegung gefördert, indem Massen unterstützt werden, Bewegung eingeschränkt, wenn Zwischenräume blockiert werden).«[50]

Maßnahmen der basalen Stimulation

»Wenn ein immer gleich bleibender weicher Druck auf den Körper einwirkt, kann der Mensch sein Körpergefühl für diesen Körper verlieren. Deshalb sind Veränderungen der Lage bzw. des Materials wesentlich für das Fühlen eines Unterschieds).«[51] Der Alltag ist voller Möglichkeiten, um die Bewegung zu fördern. Pflegekräfte können dies schon tun, wenn sie z. B. einem Klienten das Trinken im Bett anreichen, dort wird schon aktiv bewegt. Auch in anderen Alltagssituationen lassen sich Bewegungen durchführen. Dies wird zum größten Teil in der Pflegeplanung geplant. Klar ist aber auch, dass eine Pflegefachkraft nicht jede Bewegung, zu der sie den Klienten bringt, in die Pflegeplanung hineinschreiben kann. Lassen Sie also Platz für »ungeplante, spontane Bewegungen«.

Umgang mit dem Bewegungsplan

Der Bewegungsplan dient dazu, Bewegungen am Klienten zu planen und zu erfassen. Hier hinein gehört auch, welche Bewegungen durchgeführt worden sind. Natürlich mit Handzeichen und Zeit. »Die Bewegungs- und Körperwahrnehmungsförderung dekubitusgefährdeter Klienten steht an erster Stelle. Darüber hinaus gilt: Wenn eine eigenständige Bewegung und Druckentlastung, bspw. im Liegen nicht ausreicht, erhalten die Klienten Unterstützung in Form von Positionsveränderungen. Das notwendige Intervall zur Positionsveränderung wird auf einer Anti-Dekubitusmatratze länger sein als auf einer »Normalmatratze«.[52]

Wenn die Bewegungsförderung nicht ausreicht, kommen Maßnahmen der Druckentlastung zum Einsatz. Bei der Druckentlastung steht der Faktor Druck und Zeit an erster Stelle. »Der Druck auf das Gewebe führt zu einer Minderdurchblutung des nachfolgenden Gewebes. Je länger dieser Zustand anhält, desto wahrscheinlicher ist es, dass das Gewebe unterversorgt wird und schließlich abstirbt… Die Dekubitusprophylaxe widmet sich den beiden Hauptfaktoren Druck und Zeit. Die Lagerung

---

[50] Becker, S. (2005). Lagern und mobilisieren, in : Heilberufe spezial Dekubitus, Urban & Vogel GmbH, München, S. 26
[51] ebd.
[52] Messer, B. (2008). Die Expertenstandards im Pflegealltag. Schlütersche Verlagsgesellschaft, Hannover, S. 48

wird entsprechend in die Gruppen Weich- und Freilagerung (Beeinflussung des Druckfaktors) und Umlagerung (Beeinflussung des Zeitfaktors) eingeteilt.[53]
Maßnahmen der Druckentlastung und Positionsunterstützung:

* 30° Seitenlagerung, rechts und links im Wechsel
* 135° Lagerung
* Bauchlagerung
* A, V und T-Lagerungen. Die Position der Kissen gibt hier der Lagerungsform den Namen
* Schiefe Ebene
* Mikrolagerungen (Eine Mikrolagerung wird kleinere Bewegungen hervorgerufen, z.B. durch eine Verlagerung des Armes oder durch kleine Kissen. Durch geringfügige Lageveränderungen und Bewegungen wird eine lokale Druckveränderung bewirkt).

»Grundsatz aller Lagerungstechniken ist die Forderung, dass so viel Körperfläche wie möglich aufliegen muss, damit der Druck sich verteilen kann.«[54] Auch diese Maßnahmen werden geplant und als durchgeführt auf dem Bewegungsplan dokumentiert.

45. Tipp: Reduzieren Sie den Druck

Reichen die Bewegungsförderung und Druckentlastung durch Positionswechsel nicht aus, kommen druckreduzierende Unterlagen, sprich: Matratzen, zum Einsatz. Die Hersteller von druckreduzierenden Auflagen und Matratzen stehen in gutem Wettbewerb, sodass Sie die freie Auswahl haben. Allerdings gibt es mehrere Hürden: Da verschreiben Ärzte ungeeignete Matratzen; Krankenkassen genehmigen und liefern ungeeignete Matratzen oder die Genehmigung dauert schlicht zu lange.
Es gibt zwei Prinzipien der Druckreduktion: Die Veränderung des Drucks, z.B. durch eine Oberflächenvergrößerung und den Wechseldruck, der Bewegungs- oder Lagerungsveränderungen bis hin zur Freilagerung bewirkt.

---

[53] Becker, S. (2005). Lagern und mobilisieren, in : Heilberufe spezial Dekubitus, Urban & Vogel, München, S. 26
[54] Schmidt, S. (2009). Expertenstandards in der Pflege: Eine Gebrauchsanweisung. Springer Medizin Verlag, S. 19

Zu den Lagerungshilfsmitteln für die Druckreduzierung und -entlastung gehören die **luftgefüllten Hilfsmittel**. Luft verteilt den Druck gut und lässt sich durch Druck komprimieren. Wärme wird nicht so leicht weitergegeben wie bei Wasser. Diese Matratzen wiegen wenig, was z. B. in der ambulanten Pflege wichtig sein kann. Zu den luftgefüllten dynamischen Systemen gehört bspw. die Pulsationstherapie. Hier entsteht eine Art Fließbewegung, die der Betroffene kaum spürt und die eine Lymphdrainage unterstützt. Während der Druck durch die sich füllenden Kammern der Wechseldruckmatratzen bei Patienten mit starken Schmerzen sogar zum Schmerzauslöser werden kann, ist dies bei der Pulsationstherapie nicht der Fall.«[55] Wassergefüllte Hilfsmittel wie das Wasserkissen gelten als ungeeignetes Hilfsmittel. Doch:»Die Wirkung einer oder eines Wasserbettes ist günstiger einzustufen, da hierbei der gesamte Körper auf dem Wasser liegt und daher der Druck minimiert wird. Eine korrekte Füllung ist Voraussetzung. Wassergefüllte Materialien können vor allem bei desorientierten Patienten die Desorientierung verstärken, weil die Körperorientierung erschwert ist.«[56]

Ein System wie»das Mikrostimulationssytem (MIS) [wollen] die Ansätze der basalen Stimulation unterstützen, indem es individuell stimuliert. Es besteht aus einer seit langem bewährten Schaumstoffmatratze, die zur Dekubitusprophylaxe und -therapie zugelassen ist. Darunter befindet sich eine neu entwickelte Matratzenunterfederung, die aus effektiv druckverteilenden Flügelfedern besteht. Unter acht Latten dieser Unterfederung sitzen kleinste Luftkissen, die von einem Computer gesteuert werden. Diese Pumpen heben die Latten geringfügig an. Die kleinste Bewegung der acht Latten wird an die Matratze weiter gegeben und gelangt schließlich als Stimulus zum Patienten.«[57]

Prüfen Sie regelmäßig die Situation
Es wird die Matratze ausgewählt, die am besten geeignet ist. Jedoch sollte die Indikation immer wieder überprüft werden, denn die Situation der Klienten ändert sich.

---

[55] Panfil, E.-M., Schröder, G. (2009). Pflege von Menschen mit chronischen Wunden. Verlag Hans Huber, Bern, S. 196
[56] Ebd., S. 197
[57] Ebd., S. 198

46. Tipp: Beachten Sie die Risikoeinschätzung und deren Konsequenzen

Neben der Bewegungsförderung und Druckentlastung gibt es noch eine Fülle an Maßnahmen, um einen Dekubitus zu vermeiden oder das Dekubitusrisiko zu reduzieren. Diese Maßnahmen leiten sich größtenteils aus der Risikoeinschätzung ab. Ist z. B. die Hautfeuchtigkeit ein Risikofaktor, dann muss diese reduziert werden. Ist Eiweißmangel ein Risikofaktor, dann gilt es, diesen zu beheben.

»Pflegeplan (alle Risikostufen)

- Maximiere die Mobilisation!
- Schütze die Fersen!
- Beachte Feuchtigkeit, Ernährung und Reibung/Scherkräfte!
- Sorge für ausreichend Flüssigkeit!
- Verbessere den Feuchtigkeitszustand der Haut!
- Erstelle einen individuellen Lagerungsplan!
- Setze ein hochwertiges System zur Druckentlastung ein!«[58]

Weitere Maßnahmen:
- Basale Stimulation, wie z. B. bestimmte Formen und Arten der Körperpflege, Vibrationen, Maßnahmen der Umgebungsgestaltung, Anregung der Sinne (Klänge, Düfte, visuelle Reize), etc.
- Hautpflege (Pflegeprodukte mit pH-Wert von (5–6); Verwendung von tensidintensiven Syndets, eher kühles, klares Wasser als zu heißes; Wasser/Öl-Präparate; keine routinemäßigen Waschungen; sparsame Dosierung von Waschzusätzen; Abspülen der Waschsubstanz).
- Anregung des Geistes und der Seele: Der Klient sollte nicht nur »außen« mobilisiert werden, sondern auch »innen«. Dadurch steigt seine Lebendigkeit und einem Rückzug wird vorgebeugt.
- Stärkung und Herausbildung der Kommunikations- und Orientierungsfähigkeit.
- Optimierung der sozialen Beziehung (auch Stärkung der primären Bezugsperson/ Angehörigen).
- Abklärung mit dem Hausarzt über mögliche Krankheitsanzeichen und Medikamentennebenwirkungen (Hautfeuchtigkeit).

---

[58] Braden, B. (2005). Die Skala kann Erfahrung nicht ersetzen. Erschienen in: Heilberufe spezial Dekubitus, Urban & Vogel, München, S. 14

- Ernährung: Beratung durch »Ernährungsexperten«, Berechnung der Nahrungszusammenstellung, Esstraining, diverse Maßnahmen, um dieses Fähigkeit zu verbessern. Gabe von entsprechend Eiweiß und Kohlenhydraten, Vitaminen, Spurenelementen und insbesondere Zink.

Auch hier werden die Maßnahmen individuell am tatsächlichen Bedarf geplant und durchgeführt.

47. Tipp: Beraten und schulen Sie die Bezugspersonen

Die Schulung und Beratung ist ein wichtiger Baustein der Dekubitusprophylaxe. Speziell in der ambulanten Pflege ist es für die primären Bezugspersonen sehr wichtig, z. B. Anzeichen für einen Dekubitus zu kennen und zu wissen, was sie zur Verhinderung tun können. Neben all den Informationen stärkt eine professionelle Beratung die Beziehung zwischen Klient, primärer Bezugsperson und Pflegefachkraft. Trennen Sie aber, ob Sie informieren, beraten oder anleiten.

Inhalte einer Beratung zur Dekubitusprophylaxe:

- »Was ein Dekubitus ist und dass er vermeidbar ist.
- Wie ein Dekubitus entsteht.
- Woran und wie ein Dekubitus zu erkennen ist und welche Maßnahmen dann eingeleitet werden sollten.
- Ob der Patient dekubitusgefährdet ist.
- Welche Maßnahmen zur Prävention geeignet sind.
- Wie diese Maßnahmen auszuführen sind.
- Welche Komplikationen bei den Maßnahmen auftreten können, und wie diese zu erkennen sind und zu reagieren ist.«[59]

48. Tipp: Informieren Sie andere an der Pflege Beteiligte

Dieser Tipp meint schlicht und einfach, dass Sie alle betroffenen Partner im interdisziplinären Team über die Dekubitusgefahr und notwendige Maßnahmen informieren.

---

[59] Panfil, E-M., Schröder, G. (2009). Pflege von Menschen mit chronischen Wunden. Verlag Hans Huber, Bern, S. 214

Achten Sie bei der Überleitung eines Klienten auf:

• das aktuelle Dekubitusrisiko
• seine aktuelle pflegerische Situation (z. B. speziell eingeschränkte Fähigkeiten oder Ressourcen)
• durchgeführte Maßnahmen und die Reaktion des Klienten darauf
• Besonderheiten bei der Durchführung, z. B. Zeitpunkt, Durchführung, etc.
• Zusammenarbeit/Kooperation mit Angehörigen/primären Bezugspersonen

49. Tipp: Überprüfen Sie sich selbst

Generell ist der letzte Schritt in diesem Expertenstandard ein Schritt, den Sie ohnehin im Pflegeprozess begehen. Hier steht er nur wesentlich deutlicher unter dem Aspekt der Dekubitusgefahr. Wenn Sie die Dekubitusprophylaxe Ihrer Klienten überprüfen, dann haben Sie drei Schwerpunkte:

1. Sie überprüfen und evaluieren die gesamten Maßnahmen, die Sie geplant und durchgeführt haben.
2. Die Evaluation beinhaltet auch die regelmäßige Überprüfung der Risikofaktoren.
3. Sie beobachten den Hautzustand des Klienten.

»Die Beobachtung des Patienten mit seiner Haut an gefährdeten Körperstellen in individuellen Zeitabständen ist eine notwendige Voraussetzung, um die Wirksamkeit der ergriffenen Maßnahmen überprüfen zu können.«[60] Dies geschieht auf einfachste Weise durch den Fingertest. Mit ihm kann eine normale Hautrötung, die nach Druckbelastung verschwindet, von einem Dekubitus 1. Stadium unterschieden werden.

---

[60] Lubatsch, H. (2004). Dekubitusmanagement auf Basis des nationalen Expertenstandards. Schlütersche Verlagsgesellschaft, Hannover, S. 215

Der Fingertest

Wenn eine Rötung auf der Haut des Klienten zu sehen ist, wird ein Finger auf diese Stelle gedrückt und zügig wieder weggezogen.

Im Normalfall färbt sich die Stelle weiß. Bleibt die Druckstelle rot, ist das ein Zeichen für eine Blutstauung – nicht in den zuleitenden Arterien der Haut, sondern in den ableitenden Venen.

Die Hautinspektion (Augenschein und Fingertest) wird an geeigneter Stelle dokumentiert, z. B. im Lagerungs- oder Bewegungsprotokoll. Dann kann sofort mit einem veränderten Intervall darauf reagiert werden.

Die weitere Evaluation der Dekubitusprophylaxe geschieht über ein individuell festgelegtes Intervall. Dann werden Risikofaktoren (haben sich evtl. verändert), die aktuelle pflegerische Situation und andere Faktoren evaluiert.

5 Tipps zur Umsetzung des Expertenstandards Entlassungsmanagement in der Pflege

50. Tipp: Beachten Sie die »Top 3«

Drei Punkte des Expertenstandards Entlassungsmanagements sind besonders wesentlich für alle Pflegeeinrichtungen und ambulanten Dienste:

1. Stellen Sie Ihr Leistungsspektrum dar! Zeigen Sie deutlich, was Sie können und bieten und was nicht.
2. Bauen Sie systematische Kooperationsstrukturen mit dem Krankenhaus auf. Stimmen Sie z. B. ihre Überleitungsbögen miteinander ab. Oder arbeiten Sie in Gremien miteinander.
3. Nutzen Sie die Kontaktaufnahme durch die Pflegefachkraft, die nach bis zu 48 Stunden nach der Entlassung stattfinden soll, zum Networking und zur Abstimmung über die Klientenversorgung.

51. Tipp: Machen Sie sich mit Assessmentinstrumenten vertraut

oder: Tipp Beachten Sie die Arbeit der Pflegefachkräfte im Krankenhaus und machen Sie sich mit deren Inhalten vertraut.

In der ersten Ebene des Expertenstandards wird gefordert, dass die zuständige Pflegefachkraft (hier im Krankenhaus) eine kriteriengeleitete Einschätzung des poststationären Unterstützungsbedarfs vornimmt.

In der Neuauflage des Expertenstandards wird von speziellen Assessmentinstrumenten Abstand genommen.

Vielmehr ist die Aufgabe der Pflegefachkraft, ein differenziertes Assessment vorzunehmen.

Dieses Assessment sollte sehr zeitnah stattfinden, so dass die notwendigen Schritte der Entlassungsplanung gezielt vorgenommen werden können.

»Orientiert an den Inhalten, die sich in etablierten Instrumenten wiederfinden, sollten im Rahmen des differenzierten Assessments mindestens folgende Aspekte berücksichtigt werden:

- Allgemeine und relevante Informationen (zur Person des Patienten, seiner Lebenssituation, seinen Angehörigen, zum Grund des Krankenhausaufenthaltes, zu wichtigen Ansprechpartner außerhalb des Krankenhauses wie Hausarzt etc.)

- Gesundheitliche Situation (Krankheiten und andere gesundheitliche Probleme, gesundheitliche Risiken, Erwartungen von Patient und Angehörigen zum weiteren Krankheits- und Versorgungsverlauf sowie dem Pflegebedarf)
- Kognitive Fähigkeiten, Verhaltensauffälligkeiten, emotionaler Status
- Selbstständigkeit im Bereich der Lebensaktivitäten
- Merkmale der Wohnsituation (z. B. Barrieren, materielle Ausstattung oder soziales Umfeld)
- Verfügbare und benötigte Hilfsmittel
- Voraussichtlicher Versorgungsbedarf nach der Krankenhausentlassung (differenzierte Einschätzung)
- Aktuelle Versorgungssituation (Unterstützung durch Angehörige oder andere informelle Helfer, durch Pflegedienste und andere Leistungsanbieter)
- Finanzielle Situation (einschließlich der Frage von Leistungsansprüchen)
- Eventuelle Besonderheiten des Versorgungsbedarfs
- Bedarf an Information, Beratung, Anleitung und Schulung
- Unterstützungsbedarf der Angehörigen
- Informationen zu Therapie- und Medikamentenverordnungen sowie Beurteilung der Compliance«[61] (DNQP, S31–32, 2009)

Zum Einsatz kommen, bzw. kamen z. B. Barthel-Index, FIM® (Funktionaler Selbstständigkeitsindex), NNAI (Nursing Needs Assessment Instrument) oder RAI (Resident Assessment Instrument).

Barthel-Index

Er ist ein Index zur Bewertung von alltäglichen Fähigkeiten und dient der systematischen Erfassung von Selbstständigkeit bzw. Pflegebedürftigkeit. Mittels einer Punktebewertung werden die Kriterien Essen und Trinken, Umsteigen aus dem Rollstuhl ins Bett und umgekehrt, Persönliche Pflege, Benutzung der Toilette, Baden/ Duschen, Gehen auf unebenem Untergrund, Fortbewegen mit dem Rollstuhl auf ebenem Untergrund, Treppensteigen auf/ab, An-/Ausziehen, Stuhlkontrolle, Harnkontrolle eingeschätzt.«[62]

---

[61] DNQP. Expertenstandard Entlassungsmanagement in der Pflege, Osnabrück, 2009, 1. Aktualisierung 2009
[62] Messer, B. (2008). Die Expertenstandards im Pflegealltag. Schlütersche Verlagsgesellschaft, Hannover, S. 68

FIM®

»Mittels des FIM® kann die Selbstständigkeit in den Verrichtungen des täglichen Lebens erfasst werden. Neben funktionsbezogenen, alltäglichen Verrichtungen beinhaltet der FIM® auch psychosoziale und kognitive Merkmale. Häufig wird er eingesetzt, um bei einer Rehabilitation Funktionsfähigkeiten bzw. deren Veränderungen zu messen.«[63]

NNAI

Das Nursing Needs Assessment Instrument stammt aus den Niederlanden, Es bietet auch wieder eine Vielzahl von Kriterien, die eingeschätzt werden.

RAI®

Das RAI® ist eine Anleitung zur strukturierten Klientenbeurteilung, Dokumentation, Abklärung von Ursachen gesundheitlicher und pflegerischer Probleme sowie zur Pflegeplanung.

In den Krankenhäusern muss durch Verfahrensanweisungen festgelegt werden, welches Instrument wie verwendet wird. Das ist Sache der Einrichtungen. Sie können sich einfach über die Assessmentinstrumente informieren.

52. Tipp: Machen Sie Ihre Einrichtung bekannt

Damit Sie als vollstationäre, teilstationäre oder ambulanter Pflegedienst an »neue Kunden«, sprich: Klienten, kommen und von den Krankenhäusern auch wahrgenommen werden, sollten Sie dafür sorgen, dass man sie kennt. Erst dann kommen Sie als mögliche Ansprechpartner in Frage. Das bedeutet, dass Sie Marketing oder Werbung betreiben. Die Mitarbeiter, speziell die Pflegefachkräfte, die im Entlassungsmanagement tätig sind, brauchen von Ihnen einige Informationen:

- Ihr genaues Leistungsspektrum, z. B. welche pflegerischen und therapeutischen Leistungen erbringen Sie normalerweise? »Das heißt, das auch transparent werden muss, was eine nachsorgende Einrichtung nicht leisten kann und ob sie auf die körperliche und seelische Verfassung der entlassenen Patienten sowohl apparativ als auch personell vorbereitet ist.«[64]

---

[63] Dangel, B. (2004). Pflegerische Entlassungsplanung. Urban & Fischer. Elvesier GmbH, München, S. 117
[64] Braun, U. (2003). »Schnittstellen bei der Altenhilfe besonders problematisch«, in: ProAlter 1/03, S. 61

- Spezielle Schwerpunkte, z. B. ein Bereich für Menschen mit Demenz, oder ein palliativer Schwerpunkt, etc.
- Ausschlusskriterien, wie z. B. ausschließlich offene Wohnbereiche, keine Möglichkeiten zur Beatmung von Patienten
- Ansprechpartner und Ansprechmöglichkeiten
- Darbietung Ihres Angebotes. Handzettel, Internetauftritt etc.
- Referenzen

Extratipp
Nutzen Sie »Tage der offenen Tür« von Krankenhäusern, um sich dort bekannt zu machen, bzw. laden Sie selber Ansprechpartner von Krankenhäusern zu Ihren »Tagen der offenen Tür« ein.

53. Tipp: Machen Sie Erstbesuche

Wenn Sie die Möglichkeit haben, ihren zukünftigen Bewohner oder Patienten im Krankenhaus zu besuchen, dann nutzen Sie diese Chance. Nach wie vor gilt die Erkenntnis: Die Zeit, die Sie anfangs in die Kontaktaufnahme zum neuen Klienten investieren, inkl. der Erhebung erster Daten der Informationssammlung, zahlt sich hinterher tausendfach wieder aus. Die Pflegefachkräfte, die im Krankenhaus für die Entlassungen zuständig sind, haben die Aufgabe, eine Pflegeübergabe dort anzubieten und durchzuführen.

Ein Besuch im Krankenhaus hat viele Vorteile:
- Der Patient lernt Sie und Ihre Einrichtung kennen.
- Sicherheit und Vertrauen kann wachsen, da eine Beziehung beginnt.
- Fragen können geklärt werden.
- Sie lernen den Klienten kennen und können seine Versorgung detaillierter planen.
- Die Ansprechpartner im Krankenhaus lernen Sie kennen, das macht die Überleitung leichter und setzt Sie positiv von Mitbewerbern ab.
- Zudem können Sie gleich vor Ort für gute Beziehungen und Kommunikation sorgen.
- Organisatorische Dinge können auf kurzem Wege geklärt werden. Die Pflegeübergabe ist eine gute Chance dazu.

»Der Zeitaufwand, einen Patienten im Krankenhaus zu besuchen, um dort bereits eine Pflegeübergabe zu erhalten, ist mit Sicherheit enorm, ... Für die Versorgungskontinuität und dadurch die Vermeidung von unnötigen Pflegeproblemen und Komplikationen ist dieser Zeitaufwand jedoch gerechtfertigt. Allerdings entsteht durch dieses Vorgehen in jedem Fall für die nachbetreuende Einrichtung ein Finanzierungsproblem bezüglich dieser Maßnahmen. Zu bedenken ist, dass die aufgewendete Zeit zumindest teilweise bei der Erhebung der Informationssammlung und Pflegeanamnese im Erstgespräch wieder eingespart werden kann. In jedem Fall ist die Möglichkeit des Kennenlernens durch die »stationäre« Pflegeübergabe von Vorteil für Patient und Angehörige und erleichtert das Zustandekommen einer vertrauensvollen Beziehung. Dieses Kooperation zwischen Krankenhaus und übernehmender Pflegeeinrichtung ist als Marketingeffekt mit Sicherheit ebenfalls bedeutend.«[65]

54. Tipp: Verwenden Sie einheitliche Formulare

Eine wesentliche Hilfe im interdisziplinären Entlassungsmanagement ist der Überleitungsbogen. Es gibt bundesweit immer mehr erfolgreiche Projekte, bei denen sich verschiedenste Einrichtungen (Krankenhaus, Reha-Klinik, Sozialstationen/ambulante Pflegedienste, Senioreneinrichtungen) an einen Tisch gesetzt haben, um die Überleitung der gemeinsamen Klienten zu besprechen. Zentrales Arbeitsstück war dabei der gemeinsam entwickelte Überleitungsbogen. Werden Sie also selber vor Ort Initiator eines solchen Projektes oder erkundigen Sie sich, was es dazu schon gibt. Ansonsten sollten Sie Ihr Formular, das sie dem Krankenhaus oder einer anderen Einrichtung zusenden, dort einmal vorstellen. Besprechen Sie auch den Umgang damit.

»Es müssen **systematische Kooperationsstrukturen** mit dem Krankenhaus aufgebaut werden. Die vorhandenen **Praxisstandards** und die **Überleitungsbögen**, die die Einrichtungen der Altenhilfe verwenden, müssen mit dem Entlassungsmanagement der Krankenhäuser in Einklang gebracht werden.«[66] Ein wesentlicher Schritt, um dieses Kriterium zu erfüllen, ist der Überleitungsbogen.

---

[65] Schmidt, S. (2009). Expertenstandards in der Pflege: Eine Gebrauchsanweisung. Springer Medizin Verlag, S. 40

[66] Braun, U. (2003). »Schnittstellen bei der Altenhilfe besonders problematisch«, in: ProAlter 1/03, S. 61

55. Tipp: Freuen Sie sich über Besuch

Sie erfahren von der entsprechenden Pflegefachkraft des Krankenhauses im besten Fall den genauen Termin der Entlassung und können sich darauf einrichten. Diese Fachkraft hat ebenfalls die Auflage, nachdem Sie den Klienten aufgenommen haben, spätestens 48 Stunden danach Kontakt zu Ihnen aufzunehmen. Dies kann durch einen persönlichen Besuch oder auch ein Telefonat geschehen. Zielsetzung dabei ist die Überprüfung ihrer Entlassungsplanung. Dabei überprüft sie nicht Sie und Ihre Einrichtung, sondern sie sollte diese Kontaktaufnahme wirklich zur Evaluation ihrer eigenen Entlassungsplanung nutzen.

Auch diese Kontaktaufnahme ist eine Marketing und eine gute Klüngel-Chance. So lässt sich die Zusammenarbeit optimieren und positives Feedback geben.

56. Tipp: Geben Sie wichtige Informationen weiter

Wenn Sie selber, geplant oder auch unverhofft, Klienten an andere Einrichtungen weitergeben, bedenken Sie bitte, dass der Klient selten klar für sich sprechen kann. Meist ist er in Panik oder einer eher problematischen Situation. Damit es ihm weitgehend gut geht und wichtige Gewohnheiten und Bedürfnisse befriedigt werden können, brauchen andere Pflegefachkräfte schlüssige Informationen. Reichen Sie also bei der Überleitung wichtige Informationen weiter.

Nutzen Sie folgende Unterlagen und Möglichkeiten für eine gute Klientenüberleitung:

- Überleitungsbogen
- Genaue Infos zu:
  - Bei Menschen mit Demenz: Auswirkung der demenziellen Symptomatik mit entsprechende Handlungsmöglichkeiten und Interventionen (speziell die kleinen Tipps sind wichtig, wie z.B. der Stock in Greifnähe)
  - Die Maßnahmen im Bereich Sturzprophylaxe, Schmerzmanagement, Ernährungsmanagement, Förderung der Harnkontinenz, etc.
  - Gewohnheiten und Besonderes
  - Ansprechpartner, z.B. die Erreichbarkeit der Fachpflegebezugspersonen

6 Tipps zur Umsetzung des Expertenstandards Schmerzmanagement in der Pflege

57. Tipp: Definieren Sie das Phänomen »Schmerz« einheitlich

»Schätzungsweise 13 bis 20 Millionen Bundesbürger leiden unter Schmerzen, wobei die Versorgung und die Information der Patienten mangelhaft sind. Viele glauben, dass ihnen nicht geholfen werden kann.«[67] Was aber ist unter »Schmerz« zu verstehen? Eine besonders treffende Definition von Schmerz lautet so: »Schmerz ist ein unangenehmes Sinnes- oder Gefühlserlebnis, das mit einer aktuellen oder potentiellen Gewebeschädigung einhergeht oder mit Begriffen einer solchen Schädigung beschrieben wird.«[68]

Der Expertenstandard Schmerzmanagement war dringend notwendig, denn Irrglauben und falsche Grundannahmen sorgten für ein mangelhaftes Schmerzmanagement. In die Zielgruppe des Expertenstandards fallen: »…alle Patienten mit akuten oder tumorbedingten chronischen Schmerzen, schmerzbedingten Problemen oder zu erwartenden Schmerzen in allen Bereichen der pflegerischen Versorgung.«[69]

Auch wenn Sie Klienten versorgen, die nicht primär in diese Zielgruppe fallen, können Sie aus diesem Standard Anregungen für Ihr einrichtungsinternes Schmerzmanagement entnehmen.

58. Tipp: Schätzen Sie die Schmerzen richtig ein

Um Schmerzen einschätzen zu können, brauchen Sie das nötige Wissen zur systematischen Schmerzeinschätzung und geeignete Instrumente.

Es gibt:

• Akute Schmerzen
• Chronische Schmerzen
• Tumorbedingte Schmerzen

---

[67] Schmidt, S. (2009). Expertenstandards in der Pflege: Eine Gebrauchsanweisung. Springer Medizin Verlag, S. 48
[68] Besendorfer, A. (2009). Interdisziplinäres Schmerzmanagement. W. Kohlhammer, Stuttgart, S. 37
[69] Deutsches Netzwerk für Qualitätsentwicklung in der Pflege. (2005). Expertenstandard Schmerzmanagement in der Pflege. Osnabrück, S. 22

- Akut rezidivierend chronische Schmerzen
- Chronifizierte Schmerzen.

Der vom Klienten genannte Ausgangswert seines Schmerzerlebens ist wesentlich für die nachfolgende Schmerztherapie. Pflegefachkräfte, die den Menschen bei Klienten einschätzen, beachten folgende Einschränkungen: Bewusstseinsstörungen, bzw. Bewusstlosigkeit oder Koma, Beatmung, Demenz, Delir und andere Bewusstseinsveränderungen, Kommunikationsstörungen, z.B. auch Sprachenprobleme. Dies geschieht unmittelbar, wenn Schmerzen oder auch schmerzbedingte Probleme zu vermuten sind, mit einem oder mehreren der folgenden Instrumente.

NRS – Numerische Rating Skala

»Diese Skala besteht aus insgesamt 11 Stufen: von »0« bis »10«. »0« bedeutet: Es ist kein Schmerz vorhanden. »10« beschreibt den »stärksten vorstellbaren Schmerz«. Die NRS kann als Papierversion in Form einer Kopie genutzt werden oder – und das ist die häufigste und für den Patienten praktikabelste Variante – in Form eines Lineals... Die NRS ist ein hilfreiches Assessmentinstrument für die Menschen, die eine »Beziehung« zu Zahlen haben, d.h. die Menschen müssen kognitiv dazu fähig sein, sich die Zahlen vorzustellen und einen Bezug der Zahlengröße zu ihrer Schmerzintensität herzustellen.«[70]

VRS – Verbale Rating Skala

Die verbale Ratingskala (VRS) zur Selbsteinschätzung ist in ihrer Anwendung noch einfacher und für viele Patienten leicht zu verstehen. Sie empfiehlt sich besonders bei Patienten, die sich nicht sehr lange konzentrieren können, z.B. Intensivpatienten. Die VRS beschreibt den Schmerzintensität anhand von Adjektiven, die leicht verstanden werden: kein Schmerz; leichter Schmerz; mittelstarker, bzw. mäßiger Schmerz; starker Schmerz; stärkster vorstellbarer Schmerz.«[71]

VAS – Visuelle-Analog Skala

»Die visuelle Analogskala (VAS) zur Selbsteinschätzung besteht ähnlich wie die NRS auch aus einer Linie, die mit dem Punkt »kein Schmerz« beginnt und dem Punkt

---

[70] Besendorfer, A. (2009). Interdisziplinäres Schmerzmanagement. W. Kohlhammer GmbH, Stuttgart, S. 71
[71] Ebd., S. 74

81

»stärkster vorstellbarer Schmerz« endet.«[72] Diese Skala verfügt an den Endpunkten über Gesichter (Smileys), die das jeweilige Schmerzempfinden verdeutlichen sollen. Die Klienten markieren auf der Linie den Punkt, den sie am zutreffendsten für ihr Schmerzempfinden befinden.

SAS – Smiley Analog-Skala

Vom Prinzip wird der Schmerz bei der SAS ähnlich wie bei der NRS eingeschätzt. Statt Zahlen stehen hier nun Gesichter, Smileys, die es gerade Kindern leichter machen, Schmerzqualitäten zu beurteilen.

59. Tipp: Lernen Sie die Schmerzbeobachtung bei Menschen mit Demenz

Speziell bei Menschen mit Demenz ist es meist nicht möglich, eine der Skalen zu verwenden. Hier kommt der Beobachtung des Verhaltens eine größere Bedeutung zu. Werden die oft indirekten Schmerzäußerungen der Klienten von Pflegekräften nicht wahrgenommen und interpretiert, leiden die Klienten unnötig. Benutzen Sie nach Möglichkeit eines der folgenden Instrumente:

BESD-Skala – Beurteilung von **S**chmerzen bei **D**emenz
Es werden fünf Items eingeschätzt: »Atmung, Negative Lautäußerungen, Gesichtsausdruck, Körpersprache und Trost.«[73]

BISAD – Beobachtungsinstrument für das **S**chmerzassessment bei **a**lten Menschen mit **D**emenz
»Sie besteht aus acht Items, von denen vier in Ruhe eingeschätzt werden (Gesichtsausdruck, Ruhehaltung, veränderte Mobilität, veränderte Interaktion) und vier in Bewegung (Angst, Reaktion auf Bewegung, Reaktion auf Berührung, Lautäußerungen). Sie berücksichtigt damit mehr schmerztypische Verhaltensweisen als BESD.«[74]

---

[72] Ebd., S. 74
[73] Fischer, T. (2009). Skalen alleine reichen nicht aus, in: pflegen Demenz. Friedrich Verlag, Berne, Nr. 13. 2009, S. 33
[74] Ebd.

60. Tipp: Erfassen Sie weitere Kriterien des Schmerzes

Über die Schmerzintensität hinaus sollten noch folgende Kriterien des Schmerzes und Schmerzerleben erfasst werden:

- **Schmerzlokalisation** (dies kann auch durch eine Körperskizze geschehen)
- **Schmerzintensität** (z. B. in Ruhe und bei Bewegung, jetzt, stärkster Schmerz, durchschnittlicher Schmerz, geringster Schmerz)
- **Zeitliche Dimension** (z. B. das erste Auftreten, Dauer, zeitlicher Verlauf oder Rhythmus)
- Verstärkende oder lindernde Faktoren
- Auswirkungen auf das **Alltagserleben**

Weitere Möglichkeiten sind das Führen eines Schmerzprotokolls oder -tagebuches. Ziel ist immer, den Verlauf von Schmerzen und deren Therapie wahrzunehmen.

Praxistest

Testen Sie die Anwendung der Skalen erst einmal gegenseitig. Üben Sie die Erklärung und Nutzungen mit Kollegen, dann fühlen Sie sich später in der Praxis sicherer.

Wichtig: Wenn die Schmerzqualität mehr als 3/10 NRS ist, gilt es, unverzüglich eine Schmerztherapie einzuleiten. Außerdem: Die Einschätzung von Schmerzqualitäten ist besonders nach der Schmerzmedikamentengabe wichtig. Nur so lässt sich die Wirkung evaluieren.

61. Tipp: Informieren Sie sich über Medikamente

Wenn es um Wirkung und Einsatz von Medikamenten geht, sollten Sie stets auf aktuelles Wissen zurückgreifen können. Bitten Sie Ärzte oder Apotheker um eine Informationseinheit zu den Medikamenten. Heutzutage ist der Markt so unübersichtlich, dass Sie sich wirklich kontinuierlich erkundigen sollten. Der Rote Faden in der medikamentösen Schmerztherapie ist das WHO-Stufenschema. Allerdings steht das wieder in der Diskussion, denn »inzwischen äußern einige Experten auch Kritik am Stufenschema, da es zu einer rigiden Handlungsweise führt.«[75] Dennoch ist es zurzeit gebräuchlich (siehe Tabelle 13).

Tabelle 13: Das WHO-Stufenschema.[76]

Nichtopioide z. B. Ibuprofen + unterstützende Maßnahmen + evtl. adjuvante Medikamente, z. B. Kortison	Schwach wirksame Opioide z. B. Tramadol, Kodein + Nichtopioide z. B. Ibuprofen + unterstützende Maßnahmen + evtl. adjuvante Medikamente, z. B. Kortison	Stark wirksame Opioide z. B. Morphin + Nichtopioide z. B. Ibuprofen + unterstützende Maßnahmen + evtl. adjuvante Medikamente, z. B. Kortison
Stufe 1	Stufe 2	Stufe 3

Tabelle 14: Medikamente und ihre Wirkung.

NSAR: (Nichtsteroidale Antirheumatika)	Schwach wirksame Opioide:	Stark wirksame Opioide:
Acetylsalicylsäure, z. B. Aspirin® Diclofenac, z. B. Voltaren® Ibuprofen, Ketoprofen, z. B: Imbun, Ibuprofen® Indometazin, z. B. Amuno® Paracetamol, z. B. ben-u-ron® Metamizol, z. B. Novalgin®	Tramadol, z. B. Tramal® Dihydrocodein, z. B. Codein-Tropfen® Tilidin, z. B. Valoron®	Pethidin, z. B. Dolantin® Piritramid, z. B. Dipidolor® Buprenorphin, z. B. Temgesic® Fentayl, z. B. Durogesic® Morphin, z. B. MST®.[77]

---

[75] Schmidt, S. (2009). Expertenstandards in der Pflege: Eine Gebrauchsanweisung. Springer Medizin Verlag, S. 56

[76] Schmidt, S. (2009). Expertenstandards in der Pflege: Eine Gebrauchsanweisung. Springer Medizin Verlag, 2009 S. 57

[77] Ebd.

Tabelle 15: Co-Analgetika.

Wirkstoffgruppe	Indikation	Nebenwirkungen
Kortikosteroide	Tumorbedingte Ödeme	Erhöhtes Infektionsrisiko, Magen-Darm-Ulzera, Steroiddiabetes, Wundheilungsstörungen
Antidepressiva	Neuropatischer Schmerz (brennend)	Anticholinerge Effekte (TZA), Übelkeit, Unruhe, Hyponatriämie (SSRI)
Antikonvulsiva	Neuropathischer Schmerz (einschießend)	Müdigkeit, Schwindel, Störungen des Blutbildes, kardiale Effekte, Doppelbilder, Hyponatriämie
Spasmolytika	krampfartige Schmerzen	Anticholenerge Effekte
Bisposphonate	Knochenmetastasen	Übelkeit, Erbrechen, Sedierung, Kiefernekrosen, Gliederschmerzen[78]

Die 7 goldenen Regeln:

1. Individuelle Dosierung.
2. Regelmäßige Gabe nach festem Zeitschema.
3. Stufenschema WHO beachten.
4. Analgetikagabe erfolgt, bevor die Wirkung der vorangegangenen abgeflacht ist.
5. Bedarfsmedikation zu freien Verfügung bei zusätzlichen Schmerzspitzen
6. Wenn möglich oral.
7. Bei Schluckproblemen: subkutane Gabe oder transdermal.[79]

62. Tipp: Geben Sie keine Placebos

Auch wenn Placebos in der Pflege ein weit verbreitetes Hilfsmittel sind, in der Schmerztherapie sind sie absolut unangebracht!»Wenn Ärzte und Pflegende Placebos verschreiben und verabreichen und den Patienten/Bewohner in dem Glauben lassen, dass es sich um ein nachweislich wirksames Medikament handelt, belügen sie ihn.«[80]

---

[78] Perrar, K. M. (2009). Medikamente gegen den Schmerz, in: pflegen Demenz. Nr. 13, Friedrich Verlag, Berne, S. 22

[79] Masemann, S., Messer, B. (2009). Vortragsskript zum nationalen Expertenstandard Schmerzmanagement in der Pflege

[80] Deutsches Netzwerk für Qualitätsentwicklung in der Pflege (2005). Expertenstandard Schmerzmanagement in der Pflege. Osnabrück, S. 79

63. Tipp: Achten Sie auf die Nebenwirkungen

Neben der Medikamentengabe fällt natürlich auch die Beachtung der Nebenwirkungen in das Aufgabengebiet der Pflegefachkraft. Sie muss die schmerzmittelbedingten Nebenwirkungen ebenso kennen wie die Prophylaxe der schmerzmittelbedingten Nebenwirkungen und deren Behandlung.

Deshalb ist es sinnvoll, den Waschzettel zu studieren, bei der Verordnung von Medikamenten gleich mit dem Arzt über mögliche Nebenwirkungen zu sprechen und sich mit den Prophylaxen vertraut zu machen

Tabelle 16: Schmerzmittel und ihre Nebenwirkungen.

Nicht opioidhaltige Analgetika	Opioidanalgetika
Magen/Darm: Oberbauchschmerzen, Übelkeit/Erbrechen, Durchfälle, Schleimhautveränderungen/Ulcera	**»Obstipation:** Therapie: Laxantien, keine Toleranzentwicklung
Niere: Funktionsstörungen, interstitielle Nephritis	**Übelkeit/Erbrechen:** Therapie: Antiemetika, Toleranzentwicklung in der Regel nach 10–14 Tagen
Blut: hämolytische Anämie, Zytopenien	**Müdigkeit:** in der Regel Besserung nach 5 Tagen, ggf. Dosisreduktion
Haut: Exanteme, Urikaria	**Blasenentleerungsstörungen:** Therapie: Cholinesterasehemmer, evtl. Dauerkatheter
Allergische Reaktionen: Bronchospasmus, Leberschäden	**Verwirrtheit/Halluzinationen:** Therapie: Dosisreduktion; Neuroleptika
Zentrales Nervensystem: Kopfschmerzen, Schwindel, Verwirrtheit	**Juckreiz:** schwierig zu behandelndes Symptom, Versuch mit Antihistaminika, Hautpflege Anhaltende Nebenwirkungen: Opioidwechsel erwägen
	Überdosierungssymptome sind: Atemdepression, Myoklonien, rasche, unwillkürliche Muskelzuckungen, Halluzinationen, Albträume, Sedierung«[81]

[81] Perrar, K. M. (2009). Medikamente gegen den Schmerz, in: pflegen Demenz. Nr. 12, Friedrich Verlag, Berne, S. 22

Nebenwirkungen sind möglichst sofort zu behandeln! Eine gute Zusammenarbeit und Kooperation mit Arzt und Apotheker erleichtern diese Aufgabe.

Aufgaben der Pflegekraft bei Nebenwirkungen von Medikamenten

»Die Pflegefachkraft informiert sich über mögliche und relevante Nebenwirkungen, spricht diese mit der Klientin und ihrem Haus- oder Facharzt ab

Sie bezieht mögliche und zu erwartende Nebenwirkungen in die Pflegeplanung mit ein, führt entsprechenden Maßnahmen durch (z. B. Obstipationsprophylaxe)

Sie gibt mögliche Nebenwirkungen oder deren Auftreten an Haus- und Fachärzte der KlientIn weiter

Jegliche Hinweise auf Nebenwirkungen werden dokumentiert und regelmäßig überprüft

Sie achtet auf Wechselwirkungen mit anderen Medikamenten. Die Gabe von Medikamenten zur Behandlung von Nebenwirkungen unterliegt der ärztlichen Verordnung.« [82]

64. Tipp: Nutzen Sie alternative Therapieformen

Neben der medikamentösen Schmerztherapie gibt es auch die nicht-medikamentöse Schmerztherapie. Dazu erscheinen zurzeit Fachartikel in vielen Pflegezeitschriften. Das macht deutlich, dass hier eine neue Domäne der Pflege auftaucht. Viele Pflegekräfte kennen das Phänomen von ihren Kindern, denen z. B. das liebevolle Einreiben eines schmerzenden Kniegelenks ebenso die Schmerzen lindert wie Trostschokolade.

Es sind meist eher unreflektierte Maßnahmen, die jedoch auch Wirkung zeigen. Dahinter steckt die Gate-Controll-Theorie, die besagt, dass die Weiterleitung von Schmerzen im Rückenmark durch bestimmte Impulse gehemmt werden kann.

[82] Messer, B. (2008). Die Expertenstandards im Pflegealltag. Schlütersche Verlagsgesellschaft, Hannover, S. 100

Tabelle 17 bietet eine Auswahl an Therapien und Maßnahmen, die eine positive Auswirkung auf Schmerzen haben.

Tabelle 17: Nicht-medikamentöse Schmerztherapien.

Peripher wirkende Maßnahmen	Zentralwirkende Maßnahmen (kognitiv verhaltensorientiert)	Weitere Maßnahmen
Kälteanwendungen Wärmeanwendungen TENS /transkutane elektrische Nervenstimulation)	Ablenkung durch: Imaginationsübungen Musik Humorvolle Videos Fernsehen Entspannungstechniken, z. B. Atemübungen Massage Progressive Muskelrelaxation autogenes Training Mediation Tiere[83]	Körperliche Betätigung, Gesellschaftliche Aktivitäten, Entspannungstechniken wie z. B. Tai Chi, Yoga, Skilled Companionship – Kompetente Begleitung Musiktherapie Aromatherapie Basale Stimulation, Vibrationen Lagerungen zur Schmerzlinderung Atemstimulierende Einreibungen

Wählen Sie aus, was Ihrem Klienten hilft, besprechen Sie Kontraindikationen mit dem Arzt ab.

65. Tipp: Beraten Sie den Klienten

Meist sind die Klienten recht hilflos, was ihre Situation rund um den Schmerz angeht. Beugen Sie vor und stärken Sie die Selbstpflege- bzw. Selbstmanagementkompetenz Ihrer Klienten und die ihrer primären Bezugspersonen.

Das DNQP schlägt folgende Inhalte einer Schulung/Beratung zum Umgang mit Schmerzen vor:

- »Ziele, Möglichkeiten und Grenzen des Schmerzmanagements;
- Selbsteinschätzung von Schmerz mittels standardisierter Skalen,
- Konsequente und zeitgerechte Einnahme der verordneten Medikamente;
- Identifizieren, Einschätzen sowie Vorbeugen und Lindern von Nebenwirkungen;

---

[83] Schmidt, S. (2009). Expertenstandards in der Pflege: Eine Gebrauchsanweisung. Springer Medizin Verlag, S. 59

- Kenntnis über und Anwenden von nicht-medikamentösen Maßnahmen;
- Anleitung zu praktischen Übungen, z. B. Erlernen von schmerzreduzierenden Bewegungsabläufen.«[84]
- etc.

Denken Sie daran, dass Sie auch mehrmals beraten können und dass Sie den Beratungsverlauf und das Ergebnis immer dokumentieren. Bleiben Sie auch als Experte auf Augenhöhe – Ihre Klienten werden es Ihnen danken.

---

[84] Deutsches Netzwerk für Qualitätsentwicklung in der Pflege (2005). Expertenstandard Schmerzmanagement in der Pflege. Osnabrück, S. 35

7 Tipps zur Umsetzung des Expertenstandards Sturzprophylaxe in der Pflege

66. Tipp: Schätzen Sie das Sturzrisiko Ihrer Klienten ein

Stürze und deren Folgen können dank einer klientennahen Prophylaxe minimiert werden. Der Expertenstandard bietet eine Fülle an Möglichkeiten. Dazu gehört als erste die Einschätzung der Sturzrisikofaktoren. Dazu wird festgestellt, ob solche Risikofaktoren vorliegen oder nicht. Der Expertenstandard selbst enthält eine Tabelle, mit der diese Einschätzung durchgeführt werden kann, zugleich gibt es auch von vielen Dokumentationsformularherstellern eine gute Auswahl an Formularen. Schätzen Sie deshalb u. a. die folgenden Sturzrisikofaktoren ein.

Intrinsische Risikofaktoren:

Funktionseinbußen und Funktionsbeeinträchtigungen

- Probleme mit der Körperbalance/dem Gleichgewicht (Verzögerung des Balancereflexes, also die Fähigkeit, ein Stolpern abzufangen)
- Gangveränderungen/eingeschränkte Bewegungsfähigkeit (z. B. Störungen der Körperhaltung durch Bandscheibenverschleiß, Arthrose der Knie)
- Erkrankungen, die mit veränderter Mobilität, Motorik und Sensibilität einhergehen:
  - Multiple Sklerose
  - Parkinsonsche Erkrankung
  - Apoplexie/apoplektischer Insult
  - Polyneuropathie
  - Osteoarthritis
  - Krebserkrankungen
  - Andere chronische Erkrankungen/schlechter klinischer Allgemeinzustand

Sehbeeinträchtigungen

- Reduzierte Kontrastwahrnehmung
- Reduzierte Sehschärfe
- Ungeeignete Brillen
- Sehstörungen (Weit- oder Kurzsichtigkeit, Verlust von 3D-Sehen etc.)

Beeinträchtigung der Kognition und Stimmung

- Demenz (z. B. Verwirrtheitszustände, die Klientin achtet nicht auf ihren Weg, übersieht den Straßenverkehr etc.)

- Depression
- Delir
- Psychische Veränderungen, z. B. Angst, Unruhe, Depression

Erkrankungen, die zu kurzzeitiger Ohnmacht führen

- Hypoglykämie
- Haltungsbedingte Hypotension
- Herzrhythmusstörungen
- TIA (Transitorische ischämische Attacke)
- Epilepsie
- Plötzlicher Bewusstseinsverlust (Synkope)

Ausscheidungsverhalten

- Dranginkontinenz, Nykturie
- Probleme beim Toilettengang

Angst vor Stürzen

Sturzvorgeschichte

Extrinsische Faktoren:

Verwendung von Hilfsmitteln

- funktionsunfähig
- sicherer/unsicherer Umgang etc.

Schuhe (Kleidung)

- Falsches bzw. ungeeignetes Schuhwerk ohne rutschfeste Sohle (negative Beeinflussung der Körperstatik), z. B. zu lange Kleidung, die auf dem Boden schleift

Medikamente

- Psychopharmaka
- Sedativa/Hypnotika
- Antiarrhythmika (diverse Medikamente, z. B. aus dem Bereich des Schmerzmanagements sowie der Psychiatrie, haben in ihren Nebenwirkungen einiges an Sturzrisikofaktoren, auch wenn sie sekundär, z. B. über akute Veränderungen im Blutdrucksystem wirken)

Gefahren in der Umgebung

- **Innerhalb von Räumen und Gebäuden:**
  - Schlechte Beleuchtung, fehlende Lichtquellen
  - Steile Treppen
  - Fehlende Orientierungshilfen (Kennzeichnung) und ungeeignete Beleuchtung
  - Mangelnde Haltemöglichkeiten

- – Glatte Böden
- – Stolpergefahren (z. B. Teppichkanten, herumliegende Gegenstände und/oder Kabel, Haustiere)
- – Nicht geeignete Bodenreiniger und zu nasse Böden nach der Zimmerreinigung
- – Ungünstige Arbeitsorganisationsformen (Pflegesystem)
- – Unreflektierte Einträge in die Dokumentation:»Herr M. ist heute wieder wackelig...,« und somit das Nicht-Erkennen von Risiko- und Gefährdungspotenzialen.
- **Außerhalb von Räumen und Gebäuden:**
  - – Unebene Gehwege und Straßen
  - – Mangelnde Sicherheitsausstattung (z. B. Haltemöglichkeiten, Beleuchtung)
  - – Wetterverhältnisse (Glatteis, Schnee ...) [85]

Aber auch Veränderungen im Klientenzimmer: Viele Menschen haben einen Plan ihrer Umgebung im Gedächtnis. Ältere Menschen brauchen in der Regel länger als jüngere, um sich an ein verändertes Umfeld anzupassen. Sie stolpern daher leichter über Hindernisse, die sich vorher an einem anderen Platz befanden.[86]

Ergänzen möchten wir diese Aufzählung um folgende Aspekte:

- Schlechter Ernährungszustand, der z. B. Schwäche mit sich bringt
- Übermut und Überschätzung der eigenen Fähigkeiten
- Schlechte Absprache von Pflegekräften, die sich nicht einig sind, wer zuständig ist.

Extratipp

Auch hier müssen die jeweiligen Risikofaktoren noch weiter in der Pflegeanamnese beschrieben werden.

»Die Pflegefachkraft entwickelt unter Beachtung nachfolgender Vorschläge ein weitgehendes Assessmentverfahren, mit dem sie ganzheitlich und qualitativ hochwertig das Sturzrisiko einschätzen kann.

---

[85] DNQP. (2005). Expertenstandard Sturzprophylaxe in der Pflege, Schriftenreihe des deutschen Netzwerks für Qualitätssicherung in der Pflege, Osnabrück, S. 18
[86] Messer, B. (2008). Die Expertenstandards im Pflegealltag. Schlütersche Verlagsgesellschaft, Hannover, S. 116 ff.

Beispiele:

• Gespräch mit der Klientin und bei Wunsch/Bedarf mit primären Bezugspersonen
• Inspektion der Klientin, Einschätzung ihrer aktuellen Fähigkeiten in Bezug auf das Sturzrisiko. Dies besonders im Sinne einer Erfassung der Bewegungsfähigkeit. Hier müssen u. a. das Verhalten beim Aufsetzen/Hinsetzen, das Gangbild (u. a. Gleichmäßigkeit des Gangs) und die Balancefähigkeit (z. B. beim Drehen) beobachtet werden Befragung zu einer möglichen Sturzvorgeschichte
• Transfer der Daten aus dem Überleitungspflegebogen
• Gespräch über Sturzrisikofaktoren mit Hausärzten und Therapeuten
• Sichtung der bewohnerbezogenen Dokumentation hinsichtlich der exakten medizinischen Diagnose der Klientin oder anderer therapeutischer Befunde
• Inspektion der Umgebung der Klientin«[87]

Zeiträume:

• Unmittelbar zu Beginn des pflegerischen Auftrags
• Nach jedem Sturz
• Bei Veränderungen des Gesundheitszustandes/Pflegebedarfs
• Bei Veränderungen in der Medikation
• Bei Veränderungen in der Umgebung, die Einfluss auf das Sturzrisiko haben«[88]

Bedenken Sie, dass zur Einschätzung des Sturzrisikos auch die Einschätzung der Bewegungsfähigkeit gehört. Einen roten Faden finden Sie bei der Einschätzung der Bewegung hinsichtlich des Dekubitusrisikos.

67. Tipp: Informieren Sie über die Verminderung des Sturzrisikos

Beraten Sie den Klienten und seine /n Bezugspersonen, wie das Sturzrisiko verringert werden bzw. Sturzfolgen vermieden werden können:

• »Information über identifizierte Risikofaktoren (Achtung: Bitte bedenken, dass Klientin ungern über die Situation spricht – bedingt durch evtl. Ängste vor dem Verlust der Selbstständigkeit, o. Ä.)

---

[87] Ebd., S. 118
[88] Deutsches Netzwerk für Qualitätsentwicklung in der Pflege (2006). Expertenstandard Sturzprophylaxe in der Pflege. Osnabrück, S. 17

- Möglichkeiten der Klientin, der primären Bezugsperson und der Pflege, das Sturzrisiko zu vermindern
- Wahrheitsgemäße Darstellung von Vor- und Nachteilen der jeweilige Maßnahmen oder Interventionen oder präventiven Aktionen
- Aufklärung über mögliche Folgen bei einer Nichtbeachtung einer notwendigen Maßnahme
- Möglichkeiten schaffen, dass die Klientin »wählen« kann, ihre Wünsche respektieren
- Verdeutlichen, dass Beratung als kompetente Leistung auch in Zukunft zur Verfügung steht«[89]

»Es kann sinnvoll sein, als Teil der Beratung schriftliches Informationsmaterial zu Verfügung zu stellen. Einige Einrichtungen, insbesondere Krankenhäuser, entwerfen eigene Infoblätter zum Sturzrisiko, zu besonderen Situation, zu Möglichkeiten, die Patienten/Bewohner selbst haben, das Risiko für sich in der aktuellen Situation zu senken. Es können jedoch auch Informationsschriften des Fachhandels zur Verfügung gestellt werden.«[90] Wir kennen mittlerweile eine Fülle an ambulanten und stationären Einrichtungen, die individuelle Flyer und Hefte zu den einzelnen Prophylaxen herausgebracht haben, also auch zum Thema Sturz.

Aktiv beraten

»Die Beratung und Information des Klienten ist dann besonders erfolgreich, wenn der Betroffene das Sturzrisiko nicht als Einschränkung seiner Unabhängigkeit wahrnimmt, sondern aktiv in die Entscheidungsprozesse eingebunden wird.

▶

---

[89] Messer, B. (2008). Die Expertenstandards im Pflegealltag. Schlütersche Verlagsgesellschaft mbH & Co. KG, Hannover, S. 120

[90] Huhn, S. (2008). Gefahren erkennen – Risiken minimieren. Erschienen in: Heilberufe spezial Expertenstandards, Urban & Vogel GmbH, München, S. 46

Zum einen fällt es gerade älteren Menschen schwer, sich von liebgewonnenen Gewohnheiten oder gar Gegenständen zu trennen, beispielsweise bei der Gestaltung des Wohnumfelds, zum anderen wird das Sturzrisiko gelegentlich als zunehmende Gebrechlichkeit empfunden und deshalb besonders von Menschen, die ihr ganzes Leben lang aktiv und selbstbewusst waren, abgelehnt.«[91]

68. Tipp: Suchen Sie entsprechende Maßnahmen zur Sturzprophylaxe aus

Das Sturzrisiko kann sinken, wenn bestimmte Maßnahmen durchgeführt oder berücksichtigt werden. Vorausgesetzt, die Maßnahmen passen zum Klienten und er stimmt zu.

Es lassen sich folgende Interventionen nennen:

- Individuelle Verbesserung des Allgemeinzustands
- Verbesserung sensorischer Einschränkungen, z. B. durch Brillen, Hörgeräte etc.
- Verbesserung der Bewegung und Mobilität durch Training
- Training von Kraft und Balance
- Ärztliche Interventionen, z. B. Therapien, Medikamentenreduzierung, bzw. Überprüfung der Medikamente, etc.
- Kontinuierliche Begleitung und Assistenz des Klienten (das immer wiederkehrende Angebot dazu)
- Sachgerechter Umgang mit Hilfsmitteln/angepasste Hilfsmittel
- Anpassung der Kleidung und des Schuhwerkes (z. B. leicht zu öffnende und zu schließende Kleidung, Stoppersocken, fest sitzende Schuhe, etc.)
- Hüftprotektoren und andere Schutzmaterialen, z. B. Helme oder Ellbogenschützer
- Anpassung der Umgebung
- Hilfsmittel, um eine Bewegung des Klienten anzuzeigen, z. B. Sensormatten, Falldetektoren oder Alarmgeber, etc.
- Überprüfung von freiheitsentziehenden Maßnahmen

---

[91] Schmidt, S. (2009). Expertenstandards in der Pflege: Eine Gebrauchsanweisung. Springer Medizin Verlag, S. 67

Mittlerweile liegen immer mehr Ergebnisse vor, die zeigen, wie wirksam Krafttraining und anderes Training der Bewegungsförderung sind. Zum einen gibt es spezielle Trainingsprogramme, z. B. von der AOK, aber auch andere Maßnahmen der Bewegungsförderung, wie Bewegungsgruppen (z. B. Sitztanz), zeigen Wirkung.

Regelmäßige Kontrollen durchführen

Regelmäßige Kontrolle der Räumlichkeiten auf Stolperfallen, z. B. Teppiche, auf dem Boden liegende Gegenstände, Unebenheiten, nicht gekennzeichnete Schwellen; auf ausreichende Beleuchtung, gut befestigte Haltegriffe und Handläufe, nasse Böden nach Reinigungsarbeiten.

Bei der Wohnraumanpassung sind folgende Maßnahmen eine echte Hilfe:

- Bringen Sie Handläufe an.
- Achten Sie auf einen rutschfesten Belag.
- Stellen Sie ausreichend Raum zur Verfügung, gewährleisten Sie eine gewisse Größe des Zimmers.
- Sorgen Sie für erreichbare Lichtschalter, Klingeln und Telefone, bzw. Notrufeinrichtungen.
- Sorgen Sie für ausreichend Licht.
- Achten Sie auf Bremsen an Nachttischen, Betten, WC-Stühlen.
- Installieren oder nutzen Sie Lifter.

Wählen Sie Maßnahmen aus und erarbeiten Sie einen genauen Maßnahmenplan. Dieser muss handlungsleitend sein und mit dem Klienten und seiner primären Bezugsperson natürlich abgestimmt werden.

69. Tipp: Verzichten Sie auf freiheitsentziehende Maßnahmen

Es ist ein sehr alter Glaubenssatz, dass freiheitsentziehenden Maßnahmen Stürze reduzieren. »Bei den verwendeten freiheitseinschränkenden Hilfsmitteln handelt es sich in erster Linie um Fixierungen ans Bett und an Sitzmöbel unter Verwendung eines Bauchgurts. Personen, die fixiert wurden, hatten nach Beendigung dieser Maßnahme ein etwa doppelt so hohes Risiko zu stürzen, als Personen, die nicht fixiert worden waren. Daher wird empfohlen, den Einsatz dieser Maßnahmen zu vermeiden.«[92] Im Alltag ist diese Haltung noch nicht überall angekommen. Aber sogar eine Kampagne des Bundesministeriums für Familie, Senioren, Frauen und Gesundheit hat sich eine massive Reduzierung freiheitseinschränkender Maßnahmen auf die Fahne geschrieben: Das Projekt ReduFix.

70. Tipp: Nutzen Sie Hilfsmittel

Gehhilfen können dazu beitragen, Stürze zu reduzieren. Darüber hinaus gibt es noch mehr Hilfsmittel, die verwendet werden können:
* »Gehhilfen: Verschiedene Gehstöcke, Gehwagen/Rollatoren, Stoppersocken, Schuhspikes bei Glatteis
* Mobilitätshilfen: Höhenverstellbares Bett, Toilettensitzerhöhung, Badewanneneinstiegshilfe, Stütz- und Haltegriffe
* Alltagshilfen: Lange Schuhlöffel, Strumpfanzieher, Greifzange, Badewannensitz
* Hebehilfen: Mobilitätsgürtel, Rutschbrett, Aufstehhilfe, Lifter
* Technische Hilfen: Alarmgeber, Falldetektoren, Sensormatten, Bewegungsmelder
* Reduktion von Verletzungen: Hüftprotektoren, Sturzhelme, Niedrigstbetten, Auffangmatten.«[93]

71. Tipp: Verbessern Sie den Informationsfluss

Damit ein Klient mit Sturzrisiko sicher in eine andere Einrichtung oder an eine Arztpraxis zur Untersuchung übergeben werden kann, ist eine aussagekräftige Informationsweitergabe wesentlicher Erfolgsfaktor. Denn ein Sturzrisiko des Klienten besteht immer, in der Einrichtung und außerhalb, bzw. in- und außerhalb seiner Wohnung. Somit informieren alle relevanten Ansprechpartner im interdisziplinären Team einander. Das betrifft alle Therapeuten, Beschäftigte in Arztpraxen, Ärzte und andere Pflegekräfte, aber auch den Technischen Leiter oder die Mitarbeiter des Reinigungs- und Küchendienstes.

---

[92] Deutsches Netzwerk für Qualitätsentwicklung in der Pflege (2006). Expertenstandard Sturzprophylaxe in der Pflege. Schriftenreihe des Deutschen Netzwerks für Qualitätsentwicklung in der Pflege, Osnabrück, S. 71

[93] Huhn, S. (2008). Gefahren erkennen – Risiken minimieren, in: Heilberufe spezial, S. 46

Je nach Aufgabengebiet sollten folgende Informationen weiter gegeben werden:
- »zum bestehenden Sturzrisiko, insbesondere zu speziellen Risiken beziehungsweise individuellen Risikofaktoren,
- zur Risikominimierung/Sturzprophylaxe und
- zu einer möglicherweise durch die Mitarbeiter erforderlichen Assistenz oder Aufmerksamkeit, damit die Betreuungs- und Versorgungskette nicht unterbrochen wird.«[94]

Dies geschieht – je nach Umfang – mit einem speziellen Informationszettel oder dem Überleitungsbogen, der evtl. um die auszugsweise Pflegeplanung erweitert wird.

72. Tipp: Dokumentieren Sie Stürze

Um Stürze und deren Folgen sowie die Maßnahmen der Sturzprophylaxe auswerten zu können, ist es laut DNQP absolut erforderlich, jeden Sturz zu dokumentieren. Auch um Versicherungen gegenüber zu belegen, was »rund um den Sturz« geschehen ist, sollten Sie ihn festhalten, am besten schriftlich.
Bei der Sturzanalyse sind drei Fragen zentral:
»1. Warum ist die Klientin gestürzt?
2. Warum ist die Klientin sturzgefährdet?
3. Was kann getan werden um einen weiteren Sturz respektive eine Sturzverletzung zu vermeiden?«[95]

Auch hier bietet der Markt eine Fülle von Sturzereignisformularen. Wählen Sie das für Sie passendste aus.
Dokumentieren Sie immer
- Informationen zur Person,
- Zeit und genauen Ort,
- die Aktivität des Klienten vor dem Sturz
- körperlichen und psychischen Zustand des Klienten kurz nach dem Sturz, zum Zeitpunkt des Auffindens
- Sturzfolgen, z. B. Ängste oder Verletzungen

---

[94] Ebd., S. 48
[95] Messer, B. (2008). Die Expertenstandards im Pflegealltag. Schlütersche Verlagsgesellschaft, Hannover, S. 128

- durchgeführte Maßnahmen, z. B. Untersuchungen, Krankenhausaufenthalte, etc.
- benachrichtigte Personen

Nach einigen Stunden erfolgt noch einmal eine knappe Zustandsbeschreibung. Speziell, wenn der Klient sagt, dass er keine Schmerzen o. Ä. hat, oder er aus dem Krankenhaus wieder da ist. Dieses ausgefüllte Sturzprotokoll dient der Einrichtung auch zur Evaluation von durchgeführten und angebotenen Interventionen.

8 Tipps zur Umsetzung des Expertenstandards Förderung der Harnkontinenz in der Pflege

73. Tipp: Setzen Sie auf die wirksamen Maßnahmen

Wenige, jedoch zentral wirkende Maßnahmen, die oftmals »sowieso« schon immer durchgeführt worden sind, werden in diesem Expertenstandard bearbeitet und angewendet. Sicher kommen viele Klienten zu Ihnen, die bereits (gewohnheitsmäßig, nach Aktenlage, oder durch eine schwerwiegenden Diagnose) harninkontinent sind. Oder die Klienten werden schrittweise harnkontinent. Dies geschieht oft nebenbei und wird als ganz normal betrachtet. Damit macht der Expertenstandard jetzt Schluss!

Hier die sechs Ebenen des Standards:

1. Erfassung der Risikofaktoren und Hinweise auf Probleme bei der Kontinenz
2. Beschreibung des Kontinenzprofils
3. Beratung
4. Planung der Maßnahmen
5. Umsetzung des Maßnahmenplans
6. Bewertung der Maßnahmen

74. Tipp: Schätzen Sie das Risiko einer Harninkontinenz ein

Wie bei allen Expertenstandards steht auch bei hier die Einschätzung von Risikofaktoren an erster Stelle. Zusätzlich werden mögliche Probleme oder Einschränkungen des Klienten mit einer Harninkontinenz erhoben und beachtet.

Die Risikofaktoren für eine Harninkontinenz:

Personenbezogene Risikofaktoren
* »Belastungen des Beckenbodens, z.B. bei Übergewicht, Schwangerschaft oder chronischen Husten
* Bestimmte Erkrankungen
* Einnahme spezieller Medikamente (z.B. Diuretika, Antidepressiva, Neuroleptika, Opiate)
* Harnwegsinfekt
* Zu hohe oder zu geringe Flüssigkeitsaufnahme

- Vergrößerung der Prostata
- Obstipation
- Frauen sind bis zu 4 x häufiger von Harninkontinenz betroffen
- Das Lebensalter der Person:
- Einbußen im Bereich der körperlichen und kognitiven Fähigkeiten
- Multimorbidität, Immobilität, Demenz, spezielle chronische Erkrankungen
- Im Alter oft ein komplexes Bündel an Ursachen
- Ein höheres Lebensalter ist lediglich der Hinweis auf ein mögliches Risiko.

Umweltbezogene Risikofaktoren

- **Erreichbarkeit** von Toiletten (z. B. weite Wege, unbezwingbare Treppen, schlechte Beschilderung, unklare Kennzeichnung)
- **Nutzbarkeit von Toiletten** (z. B. ungeeignete Sitzhöhe, fehlende oder unbenutzbare Haltegriffe, ungeeignete Beleuchtung, abstoßender hygienischer Zustand)
- **Zugänglichkeit von Toiletten** (z. B. ungeeignete Türgriffe, zu schwere oder zu enge Türen, Hindernisse)«[96]

Diese Aspekte werden sofort bei Aufnahme der Pflegebeziehung beachtet und im Zuge der Pflegeanamnese erhoben. Wenn die pflegerische Ist-Situation eingeschätzt wird, wird der Klient bzw. seine primäre Bezugsperson (auf Wunsch), z. B. gefragt:

- »Verlieren Sie ungewollt Urin?
- Verlieren Sie Urin, wenn Sie husten, lachen oder sich körperlich betätigen?
- Verlieren Sie Urin auf dem Weg zur Toilette?
- Tragen Sie Einlagen, um Urin aufzufangen?
- Verspüren Sie häufig (starken) Harndrang?
- Müssen Sie pressen, um Wasser zu lassen?«[97]

Weiterhin können Sie fragen nach Symptomen einer Inkontinenz (unwillkürlicher Harnverlust bei körperlicher Betätigung), nach Harndrang, verzögertem Beginn der Miktion, einem ständigen Harndrang, Harntröpfeln, dem Gefühl einer nicht völlig entleerten Blase oder auch Brennen beim Wasserlassen. Zusätzlich zur sensiblen Befragung kann versucht werden, Hinweise hierauf zu beobachten.

---

[96] Fillibeck, H. (2006). Förderung der Harnkontinenz – der fünfte nationale Expertenstandard für die Pflege liegt vor, in: ProAlter 2/06. Köln, S. 21
[97] Messer, B. (2008). Die Expertenstandards im Pflegealltag. Schlütersche Verlagsgesellschaft, Hannover, S. 145

Über das Befragen hinaus beachtet die Pflegefachkraft das Verhalten des Klienten, das mögliche Hinweise auf eine Harninkontinenz geben kann: z. B. häufige Toilettengänge, Verstecken verunreinigter Wäsche, unruhiges Verhalten, auffälliger Geruch, Hautveränderungen im Intimbereich, oder auch Stürze, Sammeln von Stoffen, Tüchern, Servietten, etc.

Schätzen Sie die Risikofaktoren für eine Harninkontinenz via Pflegeanamnese ein und sammeln Sie dort die möglichen Anzeichen für Probleme im Umgang mit einer Harninkontinenz.

75. Tipp: Schätzen Sie differenziert ein

Nach diesem ersten Blick folgt nun eine genauere Einschätzung. »Die Pflegefachkraft führt einen ausführliche Anamnese einhergehend mit einer körperlicher Untersuchung (Körpergewicht, Auffälligkeiten im Genitalbereich wie z. B. Prolaps, Traumata, Rötungen), Erfassung der Medikation und Symptome der Harninkontinenz einschließlich psycho-sozialer Auswirkungen der Harninkontinenz und Einschätzung der körperlichen und geistigen Fähigkeiten. Die möglichen personenbezogenen und umweltbezogenen Risikofaktoren werden beachtet."[98]

Sie können sich an folgenden Kriterien orientieren:

* »Medizinische Befunde (Inkontinenztyp, -ursache, -grad)
* Regelmäßigkeit/Unregelmäßigkeiten der unfreiwilligen Entleerung
* Wie viel Zeit steht dem Betroffenen zur Verfügung, um die Toilette zu erreichen?
* Harnverhalt/Restharn
* Verwendete Inkontinenzversorgung
* Leidensdruck, Einschränkungen in der Freizeit- und Lebensgestaltung, Akzeptanz der Beschwerden
* Bereitschaft zur Therapie/Kooperationsfähigkeit
* Orientierung des Betroffenen (Zeit, Räumlichkeit, Blasenentleerung)
* Mobilität und Aktivität (Gehfähigkeit, Fähigkeit sich zu bewegen)
* Äußerungsfähigkeit (Sprache, Klingelbenutzung möglich?)
* Sehfähigkeit
* Selbstständige Benutzung von Hilfsmitteln/Toilette zur Entleerung

---

[98] Deutsches Netzwerk für Qualitätsentwicklung in der Pflege (2007). Expertenstandard Förderung der Harnkontinenz in der Pflege. Osnabrück, S. 18

• Evtl. Inkontinenzauslöser (z. B. Obstipation, inkontinenzfördernde Medikamente, nicht angepasste Kleidung, harntreibende Flüssigkeitszufuhr)«[99]

Sie können noch mehr Informationen sammeln:

»1. Einschätzung der physischen Fähigkeiten bezüglich der Beibehaltung der Kontinenz:

• Transferfähigkeiten
• Balance
• Armstärke und Flexibilität des Körpers
• Fingerfertigkeit (z. B. Umgang mit Kleidung, Umgang mit Hüftprotektoren)
• Sehen
• Fähigkeit der Toilettennutzung.

2. Einschätzung der mentalen Fähigkeiten, Informationen können zum Beispiel über die Interpretationsfähigkeit eigener Körpersignale, die Umsetzung von Instruktionen und die Motivation gesammelt werden.

3. Überprüfung der Umgebungsfaktoren, denn diese üben einen wesentlichen Einfluss auf den Erhalt der Kontinenz aus. Aus diesem Grund ist es notwendig, das Assessment in der individuellen Umgebung des Betroffenen durchzuführen. Folgende Punkte sollten Beachtung finden:

• Distanz zur Toilette
• Höhe des Toilettensitzes
• Zugang vom Bett/Sessel zum Badezimmer/zur Toilette und zurück
• Erreichbarkeit der Klingel
• Lichtverhältnisse
• Unterstützungen, z. B. in Form von Handläufen

4. Einschätzung psychosozialer Faktoren, wie die Unterstützung, die eine bereits inkontinente Person zur Kontinenzförderung erhält, aber auch Angst- und Schamverhalten, die sich auf die Kontinenz auswirken können, kooperative Fähigkeiten und motivierende Faktoren sowie Einschränkungen sozialer Aktivitäten durch die Harnkontinenz.«[100] (DNQP, 2007, S. 64 – 65)

---

[99] Sachsenmaier, B. (2004). Pflegeanamnese bei Harnkontinenz. Erschienen in: Heilberufe Spezial Harnkontinenz, 2004, Urban & Vogel GmbH, München, S. 20
[100] Deutsches Netzwerk für Qualitätsentwicklung in der Pflege (2007). Expertenstandard Förderung der Harnkontinenz in der Pflege. Osnabrück,

Erstellung einer ausführlichen Anamnese: Dazu gehören die Erfassung der oben genannten Risikofaktoren sowie die Symptome einer Harnkontinenz einschließlich der psychosozialen Auswirkungen.

Vorbereitung einer Urinanalyse zum Ausschluss eines Harnwegsinfektes: Die Urinanalyse wird vom (Fach-) Arzt durchgeführt. Entsprechend dessen Vorgaben ist es Aufgabe der Pflegefachkraft, eine Urinprobe zu nehmen.

Bestimmung des Restharnvolumens: Dies erfolgt in der Regel mittels eines tragbaren Ultraschallgerätes. Diese Technik ist auch von Pflegekräften zu erlernen und wird zum Beispiel in Großbritannien bereits erfolgreich angewendet.

Führen eines Miktionsprotokolls: Mit Hilfe eines Miktionsprotokolls werden sowohl gewollte als auch ungewollte Harnabgänge registriert. Erfasst werden Zeitpunkte, Frequenz, Menge und Ort der Ausscheidungen sowie die Umstände bei den Ausscheidungen, also eine Drangsymptomatik oder ein Unterstützungsbedarf. Daneben wird auch die Trinkmenge über den Erfassungszeitraum notiert.

Durchführen eines 24-Stunden-Vorlagengewichttests: Ziel ist zu ermitteln, wie viel Urin über 24 Stunden in die Vorlage ausgeschieden wurde. Dazu werden die eingenässten Vorlagen gesammelt und gewogen. Anhand der Gewichtserhöhung gegenüber den ungetragenen Vorlagen kann die Menge des ausgeschiedenen Urins ermittelt werden. Schon bei einer Erhöhung um vier bis acht Gramm ist von einer Harninkontinenz auszugehen, wenn keine sonstigen Ausflüsse vorliegen.[101]

76. Tipp: Erstellen Sie ein Kontinenzprofil

Das Kontinenzprofil ist eine detaillierte Beschreibung der Kontinenz, bzw. Inkontinenzsituation. Um dieses Profil bestimmen zu können, brauchen Sie u. a. die Angaben aus dem Assessment und einem Miktionsprotokoll.

»… mit dem Miktionsprotokoll kann die individuelle Ausprägung der Inkontinenzsymptome erhoben werden und es bildet somit eine wichtige Grundlage für die Auswahl der Interventionen der Kontinenzförderung. Der Zeitraum, über den ein Protokoll geführt werden sollte, hängt vom Krankheitsbild und den individuellen Gewohnheiten ab. Die Expertengruppe empfiehlt einen Zeitraum von drei bis fünf Tagen. Beispiele für Informationen, die anhand eines Miktionsprotokolls erhoben werden können, sind:

---

[101] Vgl. Fillibeck, H. (2006). Förderung der Harnkontinenz – der fünfte nationale Expertenstandard für die Pflege liegt vor, in: ProAlter 2/06. Köln, S. 23 f.

- Die Anzahl und das Volumen der Miktionen
- Die Häufigkeit des ungewollten Urinverlusts
- Die situativen Bedingungen, die zu unwillkürlichem Urinverlust führen,
- Das Ersuchen um Unterstützung beim Toilettengang bzw. bei der Nutzung mobiler Toilettenhilfen
- Trinkgewohnheiten (Art der Getränke, Menge, Zeitpunkt der Flüssigkeitsaufnahme)«[102]

Vermerken Sie, wie viel und was der Klient trinkt, wann es zum unwillkürlichen Urinverlust kommt, wann eine Miktion durchgeführt wird und wie groß die Miktionsmenge ist. Beachten Sie auch, was der Klient zum Zeitpunkt des unwillkürlichen Urinverlusts gemacht (z. B. Bewegungstraining, Heben, Lachen, im Bett drehen, etc.) Aus diesen Daten erheben Sie ein Kontinenzprofil. Dies ist u. a. für die Pflegeplanung eine große Hilfe, da es den Zustand rund um die möglicherweise eingeschränkte Harnkontinenz deutlicher beschreibt als der oft benutzte Begriff »Inkontinenz«. Beachten Sie die möglichen Kontinenzprofile:

- »**Unabhängig erreichte Kontinenz:** Kein unwillkürlicher Harnverlust. Keine personelle Unterstützung notwendig. Selbständige Durchführung von Maßnahmen.
- **Abhängig erreichte Kontinenz:** Kein unwillkürlicher Harnverlust. Personelle Unterstützung bei der Durchführung von Maßnahmen notwendig.
- **Unabhängig kompensierte Inkontinenz:** Unwillkürlicher Harnverlust. Keine personelle Unterstützung bei der Versorgung mit Hilfsmitteln
- Abhängig kompensierte Inkontinenz:
- **Unwillkürlicher Harnverlust:** Personelle Unterstützung bei der Inkontinenzversorgung ist notwendig.
- **Nicht kompensierte Inkontinenz:** Unwillkürlicher Harnverlust. Personelle Unterstützung und therapeutische bzw. Versorgungsmaßnahmen werden nicht in Anspruch genommen.«[103]

Unabhängig heißt: Der Klient ist in der Lage, komplett allein bzw. selbstständig die erforderlichen Maßnahmen durchzuführen.

---

[102] Deutsches Netzwerk für Qualitätsentwicklung in der Pflege (2007). Expertenstandard Förderung der Harnkontinenz in der Pflege. Osnabrück, S. 19
[103] Deutsches Netzwerk für Qualitätsentwicklung in der Pflege (2007). Expertenstandard Förderung der Harnkontinenz in der Pflege. Osnabrück, S. 35

Abhängig heißt: Nur durch Unterstützung einer primären Bezugsperson oder einer Pflegekraft ist die Ausscheidung oder die Erhaltung der Kontinenz möglich.
Kompensiert heißt: Der Klient gleicht die Folgen seiner Inkontinenz selber aus, er verwendet z. B. aufsaugende Hilfsmittel. Ebenso hat er seinen Zustand akzeptiert.
Nicht kompensiert heißt: Ein unwillkürlicher Harnverlust ist nicht durch Versorgungsmaßnahmen zu vermeiden, da sich der Klient evtl. dagegen wehrt oder diese ablehnt.

78. Tipp: Beachten Sie die Inkontinenzformen

Um später den Klienten gut beraten zu können und auch mit dem Haus- oder Facharzt auf Augenhöhe zu sprechen, ist es hilfreich, die Formen der Inkontinenz zu kennen.
»Aufgrund veränderter Speicher- und Entleerungsfunktionen der Harnblase werden im Expertenstandard »Förderung der Harnkontinenz in der Pflege« folgende Formen unterschieden:
Stress (Belastungs-) Inkontinenz: Unfreiwilliger Urinverlust synchron mit körperlicher Belastung einhergehend (z. B. Hustenstoß, Niesen). Es liegt eine Störung der Speicherfunktion der Harnblase vor.
Dranginkontinenz: Unfreiwilliger Urinverlust, der mit plötzlich auftretendem, nur schwer unterdrückbarem Harndrang einhergeht oder diesem unmittelbar vorausgeht. Es liegt eine Störung der Speicherfunktion der Harnblase vor.
Mischinkontinenz: Unfreiwilliger Urinverlust, der sowohl im Zusammenhang mit Harndrang als auch unter körperlicher Belastung auftritt. Es liegt eine Störung der Speicherfunktion der Harnblase vor.
Extraurethrale Inkontinenz: Beobachtbarer, ständiger Urinverlust über andere Kanäle als die Harnröhre (z. B. Blasen-Scheiden-Fistel) Es liegt eine Störung der Speicher- und Entleerungsstörungsfunktion der Harnblase vor.
Inkontinenz bei chronischer Harnretention: Unvollständige Blasenentleerung (Restharnbildung) mit und ohne freiwilligen Urinverlust. Die Harnblase kann nach dem Wasserlassen tastbar sein, ohne Schmerzen einhergehend. Es liegt eine Störung der Entleerungsfunktion vor.

Unkategorisierbare Inkontinenz: Beobachtbarer unfreiwilliger Urinverlust, der auf der Basis von Symptomen oder Befunden nicht eindeutig zu zuordnen ist.«[104]

79. Tipp: Beraten Sie den Klienten sensibel

Das Thema Harnkontinenz erfordert eine sensible und zugleich professionelle Grundhaltung gegenüber dem Klienten. Die Beratung erfordert Diskretion, eine verständliche, dem Klienten angepasste Sprache, eine Anleitung und auch anschauliches Material. Ziel der Beratung ist, dass der Klient sich sicher fühlt, dass er Entscheidungen fällen kann und »sich zu helfen weiß«.

Der Rote Faden für die Beratung:

- Einverständnis einholen, auch für die mögliche Anwesenheit der primären Bezugsperson
- Information über Risikofaktoren und Nennung möglicher Maßnahmen zu Verbesserung der Situation
- Nutzung von Materialien, z.B. Schaubildern, anatomische Modellen oder Hilfsmitteln
- B. B. Anleitung, z.B. zur Verwendung der Hilfsmittel oder von anderen Maßnahmen wie einem Toilettengang
- Raum für Fragen
- Einigung über Pflegeplanung
- Dokumentation der Beratung

Broschüren und Materialien austeilen

Nutzen Sie Broschüren und Materialien, lassen Sie sie vor Ort, sodass sich der Klient alles in Ruhe anschauen kann. »Je anschaulicher eine solche Beratung durchgeführt wird, desto wahrscheinlicher ist es, dass die Betroffenen und ihre Angehörigen den Sinn einer Intervention verstehen.«[105]

---

[104] Kramß, D. (2004). Kontinenz ist machbar, in: Heilberufe Spezial Harnkontinenz, 2004, Urban & Vogel GmbH, München, S. 55

[105] Fillibeck, H. (2006). Förderung der Harnkontinenz – der fünfte nationale Expertenstandard für die Pflege liegt vor, in: ProAlter 2/06. Köln, S. 25

80. Tipp: Wählen Sie die passenden Maßnahmen aus

Wieder muss sich eine Pflegeplanung am Leben des Klienten orientieren. Wählen Sie z. B. aus folgenden Maßnahmen aus:

Allgemeine Maßnahmen

- Flüssigkeitszufuhr – Wichtig sind Menge und Art der Getränke (eine Trinkmenge von 1,5 bis 2 Liter in 24 Stunden wird empfohlen, besser ist jedoch eine genaue Berechnung des Gesamtflüssigkeitsbedarfs und der Trinkmenge. Empfehlenswert sind gut verträgliche Getränke wie Wasser, Tee oder verdünnte Säfte.)
- Gewichtsreduktion
- Obstipationsprophylaxe
- Förderung der Autonomie: Maßnahmen der Mobilitätsförderung, der Überprüfung der Umgebung und Bekleidung, Orientierungshilfen und die Anpassung der Beleuchtung stellen kontinenzfördernde Maßnahmen dar.
- Blasentraining ohne oder mit unterstützender Technik: (Da es sich bei der Blase um einen muskulären Hohlraum handelt, dessen Dehnungszustand für den Harndrang verantwortlich ist, kann durch ein gezieltes Hinauszögern das Blasenvolumen gesteigert werden. Sobald ein Harndrang verspürt wird, soll der Toilettengang um einige Minuten verzögert werden. Dieses Intervall wird kontinuierlich gesteigert, um letztendlich ein Zeitintervall von 3 bis 4 Stunden zu erreichen. Eingesetzt wird das Blasentraining insbesondere bei Belastungs-, Drang- und Mischinkontinenz, um durch operantes Konditionieren, also eine verhaltenstherapeutische Intervention, ungünstige Gewohnheiten abzustellen. Nicht geeignet ist diese Methode für Menschen mit deutlichen kognitiven Defiziten ...
- Beckenbodentraining
- Blasenentleerung mit:
- Intermittierendem Katheterismus
- Valsalva-Technik oder Triggern
- Doppel- oder Dreifachmiktion
- Toilettentraining
- Angebotener Toilettengang
- Toilettengang zu individuellen Entleerungszeiten
- Toilettengang zu festgelegten Zeiten: der Effekt ist in Studien nicht nachweisbar
- Hilfsmitteleinsatz:
- Funktionell-anatomische Hilfsmittel

- Mobile Toilettenhilfen
- Ableitende Hilfsmittel
- Aufsaugende Hilfsmittel (körperfern oder körpernah)[106]

Hilfsmittel zum Ausscheiden
- »Urinflaschen für Männer,
- spezielle Urinflaschen für Frauen,
- Spezielle Urinflaschen für Reisen
- Steckbecken, Nachtstuhl,
- Kondomurinal
- Urinkollektor,
- Einmalkatheter
- Pessare
- Tampons

Aufsaugende Hilfsmittel
- Körperferne Hilfsmittel wie Betteinlagen
- Körpernahe Hilfsmittel wie Vorlagen oder Windeln
- Einlagen/Vorlagen: Anatomisch geformte Vorlagen für Frauen und Männer. Komplettsysteme – Trainers, Pullons, Pants:
- Windelhosen – Inkontinenzslips«[107]

81. Tipp: Ermöglichen Sie immer Toilettengänge

»Die Einrichtung sorgt für eine bedarfsgerechte Personalplanung…«[108] Das bedeutet, dass »die entsprechenden Mitarbeiter zu den festgelegten Zeitpunkten die Interventionen durchführen können.«[109] Dass also immer genügend Pflegekräfte vor Ort sind, ist Aufgabe der Pflegedienstleitung. Es ist hier auch wirklich die Rede

---

[106] Vgl. Schmidt, S. (2009). Expertenstandards in der Pflege: Eine Gebrauchsanweisung. Springer Medizin Verlag, S. 88ff.
[107] Messer, B. (2008). Die Expertenstandards im Pflegealltag. Schlütersche Verlagsgesellschaft, Hannover, S. 149ff.
[108] Deutsches Netzwerk für Qualitätsentwicklung in der Pflege (2007). Expertenstandard Förderung der Harnkontinenz in der Pflege. Osnabrück, S. 25
[109] Fillibeck, H. (2006). Förderung der Harnkontinenz – der fünfte nationale Expertenstandard für die Pflege liegt vor, in: ProAlter 2/06. Köln, S. 29

von einem »unverzüglich« möglichen Toilettengang. »Wenn Personen mit Kontinenzproblemen um Unterstützung bei der Ausscheidung bitten, sollte darauf auch entsprechend der Dringlichkeit reagiert werden. Im Zweifelsfall auch sofort.«[110] Dabei sollte sie ebenfalls berücksichtigen, dass es sich um Männer **oder** Frauen handelt, so wie es dem Klienten angenehm ist. Das klingt sehr hochtrabend, bedenken Sie jedoch, dass viele Klienten gern von gleichgeschlechtlichen Pflegekräften betreut werden möchten.

82. Tipp: Achten Sie auf die Ausschilderung der Toiletten

Die Toiletten müssen zum einen gut ausgeschildert sein, sodass Klienten sie finden. Zum anderen sollten sie einen solchen Zustand haben, dass man dort gerne sitzt, also hygienisch einwandfrei. Ebenso sollten ausreichend Ausscheidehilfen vorhanden sein.

83. Tipp: Überprüfen Sie Ihre Maßnahmen

Wie immer gilt es, im Pflegeprozess zwischendurch die geplanten Maßnahmen zu evaluieren. Dies ist hier auch Aufgabe der Pflegefachkraft. Sie verbindet die Maßnahmenplanung für die Kontinenzförderung mit allen anderen Aspekten des Klienten. So kann z.B. eine vermehrte Einschränkung der Orientierung Einfluss auf den Toilettengang haben. Auch Nebenwirkungen von Medikamenten sind einbeziehen. Die Pflegefachkraft prüft in regelmäßigen Abständen bzw. nach festgelegten Zeiten das bisherige Vorgehen.

Weiter sollte sie:

* »Das Kontinenzprofil überprüfen
* Miktionsprotokolle vergleichen
* Ggf. eine erneute Restharnbestimmung vornehmen
* Maßnahmen zur Kontinenzförderung, die nicht für eine Verbesserung der Situation gesorgt haben, werden noch einmal eingehend anamnestisch analysiert und verändert.
* Sie berät sich erneut mit der Klientin und ggf. der primären Bezugsperson. Sie ermittelt die Gründe, warum das angestrebte Kontinenzprofil nicht erreicht worden ist.

---

[110] Ebd.

- Sie berät sich mit Fachkolleginnen aus dem interdisziplinären Team, hält sich über Hilfsmittel auf dem Laufenden«[111]

»Die Pflegefachkraft beurteilt, ob der laufende Prozess zum Erreichen oder Erhalt des vereinbarten Kontinenzprofils führt. Gemeinsam mit den Beteiligten entscheidet sie über notwendige Veränderungen innerhalb des Kontinenztrainings.«[112]

---

[111] Messer, B. (2008). Die Expertenstandards im Pflegealltag. Schlütersche Verlagsgesellschaft, Hannover, S. 161
[112] Deutsches Netzwerk für Qualitätsentwicklung in der Pflege (2007). Expertenstandard Förderung der Harnkontinenz in der Pflege. Osnabrück, S. 28

9 Tipps zur Umsetzung des Expertenstandards Pflege von Menschen mit chronischen Wunden

84. Tipp: Machen Sie Schluss mit Pflegeritualen

Chronische Wunden gehören zum Alltag der Pflege dazu und ritualhafte Pflegepraktiken ranken sich um dieses Thema. Dieser Expertenstandard beinhaltet Standardkriterien, die Aussagen zur Versorgung von Menschen mit chronischen Wunden sowie zur Wiedererlangung von Unabhängigkeit, Lebensqualität und Wohlbefinden machen. Der Blick geht also nicht nur auf die Wunde und deren Versorgung, sondern schließt das Leben des Klienten stark mit ein. Zur Zielgruppe gehören Menschen Dekubitus, diabetischem Fußsyndrom oder gefäßbedingtem Ulcus cruris.
Die fünf Ebenen des Standards:
1. Wundspezifisches Assessment
2. Behandlung und Behandlungsplanung
3. Steuerung des Pflegeprozesses und der Maßnahmen
4. Beratung und Schulung
5. Bewertung der Maßnahmen/Evaluation Wundverlauf

85. Tipp: Schätzen Sie die Situation des Klienten genau ein

Hier geht es nicht um die Wunde und deren Beschreibung, sondern vielmehr um die Auswirkungen der chronischen Wunde auf das Leben des Klienten. Wer das wie macht, sollte in der Einrichtung durch einen Verfahrensregelung geregelt und festgelegt sein. Dies insbesondere, da die Versorgung von Menschen mit chronischen Wunden eine multiprofessionelle Angelegenheit ist.
Ein Beispiel macht das sehr deutlich. Eine chronische Wunde kann eine soziale Distanz schaffen, dies geschieht durch Gerüche oder auch durch Exsudate der Wunde. Riecht eine Wunde stark, kann Ekel entstehen, auf Seiten des Betroffenen (vor sich selbst) auf Seiten seiner primären Bezugsperson und auch auf Seiten von Pflegekräften und Therapeuten. Diese soziale Distanz oder Beeinträchtigung hat sicher Auswirkungen auf die Lebensqualität des Klienten. Auch Schmerzen oder Bewegungseinschränkungen beeinträchtigen das Leben des Klienten ganz erheblich.
Verstehen wir es so: »Die Pflegefachkraft erkundet in Zusammenarbeit mit dem Patienten und seinem Angehörigen verständnisvoll, kommunikativ und einfühlsam

die Einschränkungen, welche seine Wunde und die damit verbundene Therapie für seine Lebensqualität bedeutet.«[113] Dies gilt es sensibel und gekonnt einzuschätzen. Dazu steht eine Vielzahl an Assessmentinstrumenten zur Verfügung.

Hier ist eine kleine Auswahl:

* Pflegeanamnese
* Würzburger Wundscore/Lebensqualitätsbogen chronische Wunden[114]
* Wittener Aktivitätenkatalog der Selbstpflege bei venös bedingten offenen Beinen[115] (WAS-VOB)

Extratipp

Über Sie sich in diesem Assessment, probieren Sie die Assessmentinstrumente aus, so dass Sie sich sicher fühlen. Holen Sie sich Rat bei einem Wundexperten.

Hier eine Anregung für das Assessment:

* »Erfassung wund- und therapiebedingter Einschränkungen:
* Schmerzen (Stärke, z. B. anhand einer visuellen Analogskala; Qualität; Lokalisation; Dauer; Häufigkeit; situationsbedingtes Auftreten)
* Mobilitäts-/Aktivitätseinschränkungen (z. B. Treppen steigen, Einkaufen gehen)
* Unangenehme Gerüche
* Hohe Exsudatmengen
* Schwierigkeiten bei der persönlichen Hygiene
* Abhängigkeit von Anderen/fremder Hilfe
* Frustration/Trauer/Depression
* Soziale Isolation
* Ängste/Sorgen
* Einschränkungen bei der Kleider- und Schuhwahl
* Schlafstörungen

---

[113] Protz, K. (2008).Im Vordergrund steht der Mensch, in: Heilberufe spezial Expertenstandards, Urban & Vogel GmbH, München, S. 71

[114] Deutsches Netzwerk für Qualitätsentwicklung in der Pflege (2009). Pflege von Menschen mit chronischen Wunden. Osnabrück, S. 227–230

[115] Ebd., S. 232 ff.

- Erfassung von Patienten-/Angehörigenwissen zu:
- Wundursache/n
- Bedeutung spezieller Maßnahmen (Kompression, Druckentlastung)
- Wundheilung und Vorstellung zur Abheilungszeit
- Erfassung gesundheitsbezogener Selbstmanagementkompetenzen von Patient/ Angehörigen:
- Zum Umgang mit wund- und therapiebedingten Einschränkungen (s. o.)
- Zum Verbandwechsel
- Zur Ernährung
- Zur Blutzuckereinstellung
- Zum Hautschutz und zur Hauthygiene
- Zu krankheitsspezifischen Maßnahmen, wie Fußpflege und -inspektion, Bewegungsübungen, Kompression etc.

Beispielhafte Inhalte des Wundassessments
- Medizinische Wunddiagnose: Zum Beispiel Ulcus cruris venosum/arteriosum/ mixtum
- Schweregradeinteilung der Wunde: zum Beispiel nach EPUAP zur Dekubitusklassifikation, nach Wagner-Armstrong zu Klassifikation des Diabetischen Fußsyndroms
- Grunderkrankung
- Vorbehandlung der Wunde
- Wunddauer und Rezidivanzahl
- Wundlokalisation: Per Grafik und verbal
- Wundgröße: Erfassung der größten Länge, Breite, Tiefe in cm; Erfassung von Taschen/Untertunnelungen/Fisteln anhand der Uhrmethode
- Wundrand/-umgebung: zum Beispiel Nekrose, Fibrinbelag, Granulationsgewebe, Knochen, Sehne
- Wundgeruch: Ja/Nein
- Exsudation: Menge, Beschaffenheit, Farbe, Geruch
- Infektionsanzeichen: Rötung, Schwellung, Überwärmung, Funktionseinschränkung, Schmerzen
- Schmerzen: Stärke, Qualität, etc.«[116]

---

[116] Deutsches Netzwerk für Qualitätsentwicklung in der Pflege (2009). Pflege von Menschen mit chronischen Wunden. Osnabrück, S. 36

Beachten Sie weiter, dass der zweite Teil dieser Standardebene sich mit dem Einholen einer medizinischen Diagnose und der Beurteilung der genaueren Wundbeurteilung beschäftigt. Hier empfiehlt es sich, mindestens die Ersteinschätzung durch einen Wundmanager vorzunehmen.

86. Tipp: Sorgen Sie für eine Verfahrensanweisung

Es sind viele Aufgaben um das Thema Wunden und Lebensqualität herum zu managen. Dabei haben Sie es mit vielen unterschiedlichen Ansprechpartner zu tun: Pflegefachkräfte, »Ärztinnen auch Ernährungsberaterinnen, Physiotherapeutinnen, Lymphtherapeutinnen, Diabetesberaterinnen, Podologinnen, Schuhmechanikerinnen, Psychologinnen, Apothekerinnen und auf Wundversorgung spezialisierte externe Fachpersonen…«[117] Diese gilt es, via Verfahrensanweistung unter einen Hut zu bringen.

Eine Verfahrensregelung hat den Vorteil, u. a. die Zuständigkeiten zu regeln. Ebenso wird die Koordination und Aufgaben Verteilung geregelt. Die jeweiligen Zuständigkeiten und die Art der Kooperation müssen von der jeweiligen Einrichtung festgelegt werden.

»Die Verfahrensregelung sollte u. a. folgende Punkte enthalten:
• Klärung der berufsgruppeninternen und -übergreifenden Zusammenarbeit,
• Zuständigkeit für die spezifische Diagnosestellung und Therapieentscheidung,
• Art und Einsatz von Verbandstoffen/Hilfsmitteln
• Zuständigkeit für die Koordination des Versorgungsprozesses«[118]

Bitte achten Sie besonders auf gute Absprachen und Festlegungen in der VA, wenn es um die Zusammenarbeit mit externen Kooperationspartnern geht. Hier sind auch vertragliche und haftungsrechtliche Aspekte von besonderem Interesse.

87. Tipp: Schalten Sie den Wundexperten ein

Allein das Wundassessment kann eine normale Pflegefachkraft ein wenig überfordern. »Pflegerische Fachexperten im Sinne des Expertenstandards sind Pflegefach-

---

[117] Deutsches Netzwerk für Qualitätsentwicklung in der Pflege (2009). Pflege von Menschen mit chronischen Wunden. Osnabrück, S. 30
[118] Ebd., S. 31

kräfte, die sich auf die Wundversorgung spezialisiert haben, über praktische und reflektierte Erfahrung im Umgang mit betroffenen Patienten verfügen sowie ihr Fachwissen durch entsprechende Fort- und Weiterbildungen immer auf dem aktuellen Stand halten.«[119] Viele Einrichtungen sind derzeit dazu übergegangen, Mitarbeiterinnen zu Wundexperten auszubilden.

88. Tipp: Bilden Sie sich und Ihre Mitarbeiter weiter

Die Pflegefachkraft hat bei der Maßnahmenplanung folgende Aspekte zu berücksichtigen: »Wund- und therapiebedingte Beeinträchtigungen, wundspezifische Erfordernisse, Grunderkrankung und Rezidivprophylaxe, Vermeidung weitere Schäden, Umsetzen medizinischer Verordnungen.«[120] Es dreht sich alles um die gesamte Pflegesituation. »Die Planung orientiert sich einerseits an den prioritären Beschwerden der Patienten. Andererseits sind auch ihre Möglichkeiten, die Maßnahmen in ihren Alltag zu integrieren, sich selbst pflegen oder durch Angehörige gepflegt werden zu können, in die Planung einzubeziehen. Erst wenn und nur solange Patienten und Angehörige die Maßnahmen nicht selbst umsetzen können, übernehmen dies Pflegefachkräfte.«[121]

Zunächst müssen Sie klären, ob sich die Wunde in der Reinigungs- oder Exsudationsphase, in der Granulationsphase oder in der Epithelisierungsphase befindet.[122] Normalerweise fallen die hier genannten chronischen Wunden unter den Aspekt eines Begleitsyndroms oder einer Komplikation einer Grunderkrankung, wie z.B. Diabetes mellitus oder chronisch venöse Insuffizienz, etc. »Fachkenntnisse über die Grunderkrankung bedeutet deshalb unter Beachtung der einzelnen Wundarten, dass Pflegemaßnahmen geplant werden müssen, die das Krankheitsbild oder dessen Auswirkungen betreffen. Im Einzelfall sind dies:

- Dekubitus: Identifizierung des Dekubitus, Auswahl druckentlastender Hilfsmittel, Entwicklung eines individuellen Bewegungsförderungsplans

---

[119] Protz, K. (2008). Im Vordergrund steht der Mensch, in: Heilberufe spezial Expertenstandards, Urban & Vogel GmbH, München, S. 70

[120] Schmidt, S. (2009). Expertenstandards in der Pflege: Eine Gebrauchsanweisung. Springer Medizin Verlag, S. 106

[121] Panfil, E. M. (2008). Pflege von Menschen mit chronischen Wunden, in: Die Schwester/Der Pfleger 04/08. Bibliomed Medizinische Verlagsgesellschaft mbH, Melsungen, S. 323

[122] Panfil, E. M. & Schröder, G. (2009). Pflege von Menschen mit chronischen Wunden. Verlag Hans Huber, Bern, S. 149

- Diabetisches Fußsyndrom: allgemeine Diabetesbehandlung, Umgang mit druckentlastenden Hilfsmitteln, Rezidivprävention
- Ulcus cruris venosum: allgemeine Behandlung der chronisch venösen Insuffizienz, Bewegungsübungen, Anlegen eines Kompressionsverbandes, Rezidivprävention.
- Ulcus cruris arteriosum: allgemeine Behandlung der peripheren arteriellen Verschlusskrankheit, Rezidivprävention
- Ulcus cruris mixtum: je nach venöser/arterieller Beteiligung siehe Ulcus venosum und Ulcus cruris arteriosum.«[123]

Wenden Sie sich der lokalen Wundbehandlung zu. Wichtig ist hierbei, Faktoren wie Temperatur, Feuchtigkeit und Sauerstoffgehalt konstant zu halten. Die Wundversorgung selber erfolgt nach ärztlicher Anordnung:
1. Wundreinigung
2. Entfernen von abgestorbenem Gewebe
3. Abdecken der Wunde mit einer geeigneten Auflage unter hygienischen Bedingungen

Oft ist das Ziel einer Kausaltherapie, die Durchblutung wieder herzustellen bzw. zu optimieren. Die Maßnahmen sind entsprechend den auslösenden Ursachen entsprechenden auszuwählen
- »Venenchirurgie
- Kompressionstherapie
- Gefäßchirurgie
- Druckentlastung (konsequente Lagerung, ggf. Wechseldrucksysteme, Orthesen
- Physikalische, physiotherapeutische Maßnahmen (z. B. Lymphdrainage, Krankengymnastik, Gehtraining)«[124]

Die weiteren Bereiche der Maßnahmenplanung sind:
- Maßnahmen zum Umgang und zur Vermeidung von wund- und therapiebedingten Beeinträchtigungen
- Geistige und soziale Anregung des Klienten
- Krankheits- und wundspezifische Maßnahmen zur Wundheilung

---

[123] Schmidt, S. (2009). Expertenstandards in der Pflege: Eine Gebrauchsanweisung. Springer Medizin Verlag, S. 106 ff.
[124] Danzer, S. (2009). Chronische Wunden. Verlag W. Kohlhammer GmbH Stuttgart, S. 43 ff.

- Kompressionstherapie bei Ulcus cruris venosum und Ulcus cruris mixtum,
- Ernährung, Vermeidung einer Mangelernährung, ggf. Nahrungsergänzung
- Wundversorgung, (nach ärztlicher Anordnung, Reinigung und Débridement der Wunde zur Bekämpfung von Wundgeruch
- Schmerztherapie
- Rezidivprophylaxe

89. Tipp: Beachten Sie die Kriterien für Wundauflagen

»Stand des Wissens ist eine phasengerechte feuchte Wundversorgung. Dabei zeigen sich keine Vorteile bestimmter Materialien. Die Literatur empfiehlt übereinstimmend die Auswahl der Wundauflage in Anhängigkeit von Wundheilungsstadium, Wundlokalisation, Exsudatsmenge, Infektionszeichen, Hautsituation, Schmerzen, Kontinenz sowie von Kosten und Effektivitätskriterien. Das Material sollte für die Patientin/ Bewohnerin akzeptable und bequem sein und möglichst keine negativen Auswirkungen auf seinen Alltag haben, z. B. auf die Schuh- und Kleidungswahl. Es sollte einfach handhabbar sein und nicht mit dem Wundgrund verkleben.«[125]

90. Tipp: Koordinieren Sie die Maßnahmen und deren Umsetzung

Die Pflegefachkraft koordiniert alle Maßnahmen der Versorgung mit den entsprechenden Ansprechpartnern, z. B. Ärzte, Therapeuten, Seelsorger, Psychologen, oder Podologen, etc. Orientierung gibt ihr die Verfahrensanweisung, in der die einzelnen Schritte und Zuständigkeiten festgelegt worden sind. Achten Sie darauf, dass alle Maßnahmen, die verordnet und geplant worden sind, durchgeführt und dokumentiert sind.

91. Tipp: Sagen Sie Nein, wenn es nötig ist

Es kommt immer wieder vor, dass Ärzte oder andere Menschen aus dem interdisziplinären Team etwas verordnen, was nicht dem aktuellen Wissensstand entspricht. Damit haben Pflegekräfte seit Jahren einen Konflikt. So kann es durchaus vorkommen, dass ein Arzt die Verwendung untersterilen Materials oder den mehrmaligen

---

[125] Deutsches Netzwerk für Qualitätsentwicklung in der Pflege (2009). Pflege von Menschen mit chronischen Wunden. Osnabrück, S. 46

Gebrauch von Einmalmaterial anordnet.[126] Sie dürfen dann »Nein« sagen. Als rechtlichen Hintergrund haben Sie zur Stärkung die Remonstrationspflicht.

Remonstrationspflicht

»Pflegefachkräfte übernehmen im Rahmen der Wundversorgung auf der Grundlage einer ärztlichen Verordnung die Verantwortung für die fachgerechte Durchführung der Maßnahmen. Sollte die ärztliche Verordnung nicht dem aktuellen Wissensstand entsprechen, sind sie verpflichtet, diese Maßnahmen abzulehnen (Remonstrationspflicht).«

92. Tipp: Achten Sie auf Hygiene

Auch um die Versorgung und hygienischen Vorgehensweise bei der Wundversorgung ranken sich viele Grundhaltungen und Prinzipien. Aber: »Die Expertengruppe empfiehlt eine hygienisch sach- und fachgerechte Versorgung der Wunde (Händedesinfektion, Non-Touch-Technik, Einsatz von sterilen Materialien). Bei der Wundversorgung sind der Patient, andere Personen und die Pflegefachkräfte selbst vor Keimverschleppung durch Schutzkleidung und unsterile Handschuhe zu schützen. Trinkwasser sollte nicht zur Wundreinigung genutzt werden.«[127]

93. Tipp: Beraten Sie den Klienten

Beratung, Schulung und Anleitung sind auch hier angebracht. Ist doch einerseits die Heilung der Wunde ein Ziel, aber auch die Stärkung der Selbstpflegekompetenzen des Klienten und auch die Heilung seiner möglichen Grunderkrankung. Das Selbstmanagement des Klienten soll gestärkt werden. Hierzu ist Beratung, Anleitung und Schulung hilfreich. Focus ist nicht ausschließlich die Wunde und deren Versorgung, sondern auch auf die Akzeptanz anderer sinnvoller Maßnahmen.

Auch hier gilt, dass viele Klienten Inhalte besser aufnehmen, wenn sie anschauliches Material in den Händen haben. Das meint jetzt nicht unbedingt die vielen, »grau-

---

[126] Ebd., S. 49

[127] Panfil, E. M. (2008). Pflege von Menschen mit chronischen Wunden, in: Die Schwester/Der Pfleger, 04/08, Bibliomed Medizinische Verlagsgesellschaft mbH, Melsungen, S. 324

sam« anmutenden Wundbilder, die es in diversen Broschüren gibt, sondern anders, wie z. B. Bilder von Kompressionen oder Lagerungen. Oder ein kurzer Film mit Bewegungsübungen. Eine Pyramide der Ernährung etc.

Achten Sie darauf, was sie machen. Beraten Sie allgemein, oder handelt es sich um einen krankheitsspezifische Schulung? Der Unterschied ist wichtig, da die Pflegefachkraft nicht alles durchführen kann, sie vermittelt stattdessen an entsprechende Ansprechpartner.

Allgemeine Beratungsinhalte
- Möglichkeiten der Selbstpflege
- Stärkung des Selbstbewusstseins, Entlastungsmöglichkeiten bei starken seelischen oder psychischen Belastungen
- »Sachgerechte Durchführung erforderlicher Maßnahmen zur Wundheilung
- Bedarfsgerechte Ernährung
- Hygiene
- Umgang mit Beschwerden
- Umgang mit Schmerzen
- Vermeidung von Verletzungen
- Hautschutz und Hautpflege
- Regelmäßige Beobachtung der Wunde
- Zeitliche Dauer der Wundheilung«[128]

Das DNQP sieht folgende Inhalte für krankheitsspezifische Beratungen und Schulungen vor:

»Diabetisches Fußsyndrom
- Fuß- und Schuhinspektion zur Vermeidung und Erkennen von Verletzungen
- Sachgerechtes Tragen von druckentlastenden orthopädischem Schuhwerk
- Fußpflege
- Gehschulung zur Vermeidung von Stürzen
- Raucherentwöhnung
- Dekubitus:
- Bewegungsförderung

---

[128] Schmidt, S. (2009). Expertenstandards in der Pflege: Eine Gebrauchsanweisung. Springer Medizin Verlag, S. 110

- Umgang mit druckreduzierenden Hilfsmitteln
- Ulcus cruris venosum und Ulcus cruris mixtum
- Kompressionstherapie
- Umgang mit Einschränkungen durch die Kompressionstherapie
- Bewegungstraining
- Mobilisierung des Sprunggelenks
- Ulcus cruris arteriosum
- Lagerung der Beine,
- Druckreduktion
- Raucherentwöhnung«[129]

94. Tipp: Beurteilen Sie den Wundheilungsprozess und die Wirkung der durchgeführten Maßnahmen

Der Wundheilungsprozess braucht Zeit, dabei wird es sicher ein Auf und Ab geben. Manche der durchgeführten Interventionen fruchten, anderen eher nicht. Sie haben mit einer Evaluation immer wieder die Möglichkeit, die eigene Arbeit und deren Wirkung zu überprüfen.

Als Pflegefachkraft sollten Sie hier die Kompetenz haben, den Heilungsverlauf und die Wirksamkeit der Versorgung zu beurteilen. Und nicht nur das – Sie machen auch Vorschläge zu Verbesserung – das können Sie, weil Sie die kontinuierliche Nähe zum Klienten und seiner Situation haben. Wenn es um das wundspezifische Assessment geht, holen Sie sich auch hier wieder den Wundexperten dazu.

»Der Expertenstandard empfiehlt ein Monitoring der Wunde bei jedem Verbandswechsel, in dem der Wundzustand, die umgebene Haut und der Heilungsverlauf zu dokumentieren sind. Dies bedeutet, dass bei jedem Verbandswechsel der Wundzustand begutachtet und Veränderungen zum Vorzustand in der Dokumentation festgehalten werden. Ein vollständiges Wundassessment, inklusive Wundvermessung, erfolgt alle 7–14 Tage und zusätzlich bei Veränderungen, zum Beispiel Débridement. Spätestens einmal im Monat findet mit allen Beteiligten eine Überprüfung der Maßnahmen statt.«[130]

---

[129] Deutsches Netzwerk für Qualitätsentwicklung in der Pflege (2009). Pflege von Menschen mit chronischen Wunden. Osnabrück, S. 51 f.

[130] Protz, K. (2008). Im Vordergrund steht der Mensch, in: Heilberufe spezial Expertenstandards, Urban & Vogel, München, S. 72 f.

Natürlich wird die Evaluation der Maßnahmen dokumentiert, sowie die evtl. neu geplanten Interventionen Bestandteil der Pflegeplanung werden. Bei den chronischen Krankheiten, die als Ursache hinter den chronischen Wunden stehen, ist eine Verbesserung der Wundsituation nicht immer (schnell) zu erreichen. Achten Sie deshalb umso mehr auf die allgemeine Verbesserung der Lebensqualität, der Selbstmanagementkompetenzen, auf weniger Schmerzen und reduzierte Geruchsbildung. Achten Sie auf die Ressourcenaktivierung Ihres Klienten.

10 Tipps zur Umsetzung des Expertenstandards Ernährungsmanagement zur Sicherstellung und Förderung der oralen Ernährung in der Pflege

95. Tipp: Beenden Sie die Mangelernährung

Mangelernährung betrifft viele Patienten. So sind ca. 25 % der Patienten bei Aufnahme ins Krankenhaus mangelernährt, in Altenheimen ist der Prozentsatz mit 60 % noch höher.[131] Um jedem Patienten oder Bewohnern einen entsprechenden Unterstützungsbedarf und die Chancen einer ausreichenden Ernährung anzubieten, gibt es den nationalen Expertenstandard mit dem Schwerpunkt Ernährung.
Die sechs Ebenen des Expertenstandards:
1. Identifikation von Risikofaktoren und Anzeichen einer Mangelernährung
2. Koordination der Maßnahmen im interdisziplinären Team
3. Maßnahmenplanung
4. Gewährleistung einer bedürfnis- und bedarfsgerechten Ernährung
5. Beratung, Schulung, Anleitung
6. Evaluation des Ernährungsmanagements

96. Tipp: Stellen Sie fest, ob Ihr Klient gefährdet ist

Eine Mangelernährung muss festgestellt bzw. das Risiko einer Mangelernährung muss erkannt werden.

Allgemeine Risiken für Mangelernährung
- **Krankheits-, therapie- und altersbedingte Einschränkungen**
  - Akute und chronische Krankheiten
  - Multimorbidität
  - Auswirkungen von Krankheit oder Behandlung (Übelkeit, Erbrechen, Diarrhöe, Schmerzen)

---

[131] Vgl. Lochs, H. (2006). Pflege in der Schlüsselrolle, in: Heilberufe spezial Ernährung. Urban & Vogel, München

- Nebenwirkungen von Medikamenteneinnahme (z. B. Müdigkeit, Appetitlosigkeit)
- Erhöhter Energie-, Nährstoff- oder Flüssigkeitsbedarf (z. B. offene Wunden, Fieber, motorische Unruhe)
- Kognitive Beeinträchtigungen (z. B. Demenz)
- Körperliche Beeinträchtigungen (Funktionalitäts-, Mobilitätseinschränkungen)
- Verminderte Sinneswahrnehmung
- Schluckstörungen, schlechter Mund-, Zahnstatus
- Appetitlosigkeit
- **Psychosoziale Einschränkungen**
  - Depressionen
  - Einsamkeit/Isolation, fehlendes soziales Netz
  - Ungünstiges Ernährungsverhalten (z. B. durch Armut, Unkenntnis, Gewohnheit, Abhängigkeit von Alkohol u. a. Suchtmitteln)
  - Ängste z. B. im Zusammenhang mit Allergien, Unverträglichkeiten oder Vergiftung (Paranoia)
  - Schlankheitswahn
- **Umgebungsbedingte Einschränkungen**
  - Unflexible Essenszeiten
  - Unzureichendes, unangemessenes Hilfsmittel- oder Unterstützungsangebot während der Mahlzeiten
  - Unruhe, Unterbrechungen während der Mahlzeiten
  - Unerkannter oder ungeäußerter Unterstützungsbedarf beim Essen und Trinken

Spezielle Risiken für Mangelernährung im Krankenhaus

- Ernährungsbeeinträchtigende Krankheiten bzw. chirurgische Eingriffe (z. B. große intestinale[132] Operationen, Nahrungskarenz, künstliches Koma, intensivmedizinische Behandlung)
- Angst vor Diagnose/Behandlung
- Ungewohnte, befremdliche Umgebung
- Abneigung/Ablehnen der Krankenhauskost (z. B. Geschmack, Angst vor unbekannten, nicht gewünschten Speisenzusätzen/-inhalten)
- Unterbrechungen bei den Mahlzeiten (z. B. Untersuchungen, Visiten)

---

[132] www.wikipedia.de Der **Darm** (lateinisch *intestinum*, altgriech. εντερον, *enteron*) ist der wichtigste Teil des Verdauungstraktes von höheren vielzelligen Tieren einschließlich des Menschen.

Spezielle Risiken für Mangelernährung in der ambulanten Pflege

- Einschränkungen bei der Lebensmittelversorgung (z. B. mangelnde Einkaufsmöglichkeit im näheren Umfeld bzw. eingeschränktes Angebot für bestimmte Kostformen, finanzielle Einschränkungen)
- Einschränkungen bei der selbstständigen Lebensführung (z. B. Lebensmittelbesorgung, Zubereitung der Mahlzeiten)
- Einschränkungen beim selbständigen Essen und Trinken
- Soziale Isolation, Einsamkeit, Depression

Spezielle Risiken für Mangelernährung in der stationären Langzeitpflege, Wohngruppen

- Störende Umgebungsfaktoren (z. B. Lärm, Unruhe bei den Mahlzeiten)
- Störende Mitbewohner
- Scham, Zurückhaltung oder mangelnde Ausdrucksfähigkeit beim Einfordern von Unterstützung/Hilfe
- Ungeäußerte Wünsche, Bedürfnisse oder Gewohnheiten beim Essen und Trinken
- Abneigung/Ablehnung der Speisen-/Getränkeangebote in der Gemeinschaftsverpflegung:[133] (DNQP, 2009, S. 21)

Die Pflegefachkraft erhebt die Risikofaktoren im Rahmen der Informationssammlung bzw. Pflegeanamnese in zwei Schritten:

1. Screening: Zu Beginn der Pflege und jedes Mal bei: Entlassung aus der Klinik, Verminderter Essmenge, akuten Krankheitsereignissen, auffälligem Gewichtsverlust, erhöhtem Energie- und Eiweißbedarf, Wegfall von Versorgungsstrukturen). Sonst alle 3 Monate.
2. Assessment: Wenn Risikofaktoren oder eine Mangelernährung festgestellt wurden, erfolgt ein genaueres Assessment.

Beim Screening wird zunächst der BMI bestimmt, »dessen Aussagekraft jedoch z. B. bei Wassereinlagerungen begrenzt ist. Deshalb sollte er nicht als einziger Parameter zur Beurteilung des Ernährungszustandes herangezogen werden.... Bei Senioren sollten BMI-Werte < 20 kg/m² als Hinweis auf eine Mangelernährung gewertet

---

[133] Deutsches Netzwerk für Qualitätsentwicklung in der Pflege. Expertenstandard Ernährungsmanagement zur Sicherstellung und Förderung der oralen Ernährung in der Pflege, Schriftenreihe des Deutschen Netzwerks für Qualitätsentwicklung in der Pflege, Osnabrück, 2009

werden.«[134] Alle Instrumente für Screening und Assessment sind im Expertenstandard aufgeführt bzw. im Internet zu finden (vgl. Tabelle 19).

Tabelle 19: Instrumente für Screening und Assessment.[135]

Krankenhaus	NRS – 2002 (Nutritional Risk Screening)
Ambulante Pflege	MUST (Malnutrition Screening Tool)
Geriatrie	MNA (Mini Nutritional Assessment) MNA-SF (short-form)
Pflegeheim	PEMU (**P**flegerische **E**rfassung von **M**angelernährung und deren **U**rsachen) → nicht veröffentlicht, nicht validiert!

Untersuchungskriterien für das Assessment sind:
* Körperlich oder kognitiv (geistig) bedingte Beeinträchtigung, z. B. Schmerzen, Demenz, Funktionseinschränkungen der Hände oder Arme, schlechter Zustand des Mundes, inadäquater Zahnstatus, Müdigkeit beim Essen.
* Fehlende Lust zum Essen/zum Trinken, kein Appetit, Ablehnung der Speisen, z. B. durch Schmerzen, Bewegungsmangel, reduzierter Geruchs- und Geschmackssinn, individuelle Abneigungen oder kulturelle /religiöse Gründe.
* Ungünstige Umgebungsfaktoren, z. B. hoher Geräuschpegel, unangenehme Gerüche, ungünstige Essenszeiten, mangelnde Unterstützung/Hilfsmittelangebote.
* Inadäquates Essens- bzw. Trinkangebot, z. B. unangemessene Konsistenz, fehlende Berücksichtigung individueller Bedürfnisse.
* Gründe für einen erhöhten Energie- und Nährstoffbedarf-/Flüssigkeitsbedarf bzw. erhöhte Verluste, z. B. Krankheiten, Hyperaktivität.[136]

Ergänzende Formulare sind z. B. Ess- und Trinkprotokolle bzw. Essbiografien. »Im weiteren Verlauf des Assessments werden die Ernährungsgewohnheiten und die oral zugeführten Nahrungsmengen sowie die Flüssigkeitsversorgung beurteilt. Über einen Zeitraum von mehreren Tagen werden die zugeführten Portionen oder Ein-

---

134 Vgl. Heilberufe spezial, Ernährung. Verlag Urban & Vogel, München, 2006, S. 14 f.

135 Fresenius Kabi Deutschland (2009). Unterlagen der Fachtagung für Heim- und Pflegedienstleitungen sowie verantwortliche Pflegefachkräfte.

136 Vgl. Deutsches Netzwerk für Qualitätsentwicklung in der Pflege (2009). Expertenstandard Ernährungsmanagement zur Sicherstellung und Förderung der oralen Ernährung in der Pflege, Osnabrück, S. 26

fuhrmengen in entsprechenden Formularen dokumentiert. Die Expertenarbeits-gruppe gibt als geeigneten Zeitraum beispielsweise 3 bis 5 Tage an...

- Bewertung der Ess- und Trinkprokolle:
- Größe der Portion bzw. Nahrungsmenge
- Zugeführte Nährstoffe
- Trinkmenge
- Bevorzugte Speisen
- Bevorzugte Getränke
- Bevorzugte Mahlzeiten
- Uhrzeiten der Nahrungsaufnahme
- Hunger bzw. Appetit im Tages- und Nachtverlauf
- Durst im Tages- und Nachtverlauf«[137]

Koordinieren Sie die Prozesse des Ernährungsmanagements

Die Pflegefachkraft trägt Sorge, dass

- ernährungsmedizinische,
- diagnostische und
- therapeutische Maßnahmen
- durch die jeweils verantwortlichen Berufsgruppen rechtzeitig eingeleitet werden.
- Sie initiiert z. B. Fallbesprechungen.

Auch hier sorgt eine Verfahrensanweisung für Hilfe und Klarheit, denn dort werden z. B. Zuständigkeiten und Aufgaben festgelegt.

97. Tipp: Schaffen Sie ein praktisches Verpflegungskonzept

Ein Verpflegungskonzept ist hilfreich, um eine adäquate Ernährung und Verpflegung anzubieten. Das Verpflegungskonzept ist ein wichtiger Bestandteil des Qualitätsma-nagements im Bereich der Verpflegung. Es enthält das Angebot der verschiedenen Kostformen, die Verpflegungszeiten, die Handhabung des Menübestellsystems. Es

---

[137] Schmidt, S. (2009). Expertenstandards in der Pflege: Eine Gebrauchsanweisung. Springer Medizin Verlag, S. 120

macht Aussagen zu Tisch- und Esskultur und enthält Angaben zur Essensverteilung und -anreichung.[138]

MDS und MDK stellen besondere Anforderungen an die Küchenleitung einer Einrichtung: So müssen die Tageskalorien, die die Bewohner über die Mahlzeiten erhalten, bekannt sein. Außerdem muss der Kalorienbedarf unterschiedlicher Bewohnergruppen bei der Menüplanung und Rezepterstellung berücksichtigt werden. Außerdem sollten Alternativen wie Fingerfood entwickelt werden. Die Bewohner sollten sich an der Speisenversorgung aktiv beteiligen können. Bewohner mit Schluckstörungen (Dysphagie) erhalten speziell zubereitete Menüs. Das gilt auch für spezielle Anforderungen im Alter (z. B. hohe Nährstoffdichte bei geringerer Portionsgröße) und das Anreichern bestehender Gerichte und Rezepturen. In einem Küchenkonzept wird das Leistungsangebot in der Verpflegung der Bewohner umfassend dargestellt.

Pflegefachkräfte erwartet insbesondere bei der Ernährung eine Fülle von Aufgaben:

- Nehmen Sie die Vorlieben, Abneigungen, Fähigkeiten, Einschränkungen und Ressourcen des Klienten wahr und beziehen Sie diese in die Maßnahmenplanung ein, also auch in die individuelle Ernährung.
- Führen Sie bei Bedarf einen Aushandlungsprozess, wenn Klientenwünsche und Anspruch noch nicht überein passen.
- Geben Sie Ihr Wissen über die Ernährungssituation an andere weiter.
- Planen Sie eine bedarfsgerechte Ernährung und sorgen Sie dafür, dass der Klient sie erhält.
- Klären Sie, ob eine adäquate Ernährung und Verpflegung sichergestellt ist – speziell in der ambulanten Pflege.
- Verknüpfen Sie Biografiearbeit und aktuelle Ernährungsgewohnheiten.
- Schaffen Sie während der Mahlzeiten eine angenehme Atmosphäre.
- Sorgen Sie für passende Tischgemeinschaften
- Stellen Sie während der Mahlzeiten eine personelle Kontinuität her.
- Wählen Sie geeignete Hilfsmittel aus und trainieren Sie den Umgang damit.
- Erstellen Sie den Maßnahmenplan gemeinsam mit dem Klienten und seinen Bezugspersonen.

---

[138] Deutsches Netzwerk für Qualitätsentwicklung in der Pflege (2009). Expertenstandard Ernährungsmanagement zur Sicherstellung und Förderung der oralen Ernährung in der Pflege, Osnabrück, S. 30

98. Tipp: Sorgen Sie für ein gutes Umfeld

Es ist Aufgabe der Einrichtung, für eine vernünftige Atmosphäre bei den Mahlzeiten zu sorgen:

- Konzepte wie Primary Nursing (Der Nachweis einer verbesserten Ernährungssituation und einer größeren Zufriedenheit durch Bezugspflege, sowohl bei den pflegenden Menschen als auch bei den Pflegekräften, wurde erbracht[139])
- Gezielte Ablaufplanungen, um Unruhe und Störungen während der Mahlzeiten zu verringern
- Den Bewohnern Zeit lassen.
- Geeignete räumliche Voraussetzungen und funktionale Raumgestaltung, z.B. Licht, Abstellmöglichkeiten für z.B. Gehhilfen, Mobiliar für flexible Tischgemeinschaften
- Verzicht auf ein Tablettsystem
- Bereitstellung (bzw. Organisation) von entsprechenden Hilfsmitteln, z.B. abgewinkeltes Besteck, Teller mit Randerhöhung, Unterlagen, Trinkhilfen, etc.
- Optimierte Ablaufplanung, z.B. Verzicht auf mahlzeitenfremde Tätigkeiten während der Mahlzeiten, wie z.B. Visiten, etc.

Die Pflegefachkräfte müssen zunächst über spezifische Kompetenzen zur Unterstützung bei der Nahrungsaufnahme verfügen, außerdem:

- Erkennen von Risikosituationen/Unterstützung bei Beeinträchtigungen sowie unterstützende Techniken (z.B. bei Dysphagie, Demenz)
- Fördern von Selbstständigkeit und Eigenaktivität der Bewohner (Förderung, Erkennung der Fähigkeiten und deren Einschränkungen, Auswahl geeigneter Hilfsmittel, Erhebung der Essbiografie, etc.)
- Optimale Gestaltung der Umgebung und der Mahlzeit
- Reizüberflutung vermeiden (z.B. Tischdekoration, Geschirr einfarbig im Kontrast zur Unterlage)
- Keine Unterbrechungen
- Individuelle Tischsitten, Rituale, Gewohnheiten berücksichtigen
- Auswahl und Anwendung geeigneter Maßnahmen
- Abstimmung eines individuellen Speiseplans für den Bewohner über 24 Stunden.

---

[139] Ebd. S. 79

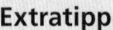

Extratipp

Seien Sie kreativ. Konzepte wie Fingerfood oder »eating by walking« setzen sich allmählich durch! Und wenn es um Menschen mit Demenz geht – tauchen Sie tiefer in die Materie ein. In der Literatur etc. finden Sie eine Fülle an Ideen.

99. Tipp: Beraten Sie den Klienten

Auch bei diesem Expertenstandard soll die Beratung den Klienten befähigen, kompetenter und wissender handeln und entscheiden zu können. Der Klient und seine primäre Bezugsperson sollten die Risiken einer Mangelernährung kennen. Als Pflegefachkraft entscheiden Sie, ob Beratung (evtl. durch einen Experten), Schulung oder Anleitung nötig sind.

Wesentliche Inhalte:

• Grundsätzliche Möglichkeiten einer angemessenen Ernährung
• Die praktische Umsetzung individueller Ernährungskonzepte,
• Umgang mit Hilfsmitteln oder Strategien,
• Praktische Hinweise zur Ernährung mit Supplementen (z.B. Trinknahrung);
• Strategien zur Erhöhung der Nahrungsaufnahme bei demenzkranken Menschen (z.B. Fingerfood) oder,
• der Umgang mit Hilfsmitteln für die Nahrungsaufnahme bei funktionalen Einschränkungen
• Umgang mit einfachen Verzehrprotokollen zur Visualisierung der tatsächlich verzehrten Speisen und Mengen
• Bei Bedarf diätische Beratung[140]

In der Einrichtung sollten Räume gegeben sein, in denen ungestört beraten und geschult werden kann.

Informations- und Schulungsmaterialien gehören natürlich auch dazu.

---

[140] Angelehnt an: Deutsches Netzwerk für Qualitätsentwicklung in der Pflege (2009). Expertenstandard Ernährungsmanagement zur Sicherstellung und Förderung der oralen Ernährung in der Pflege, Osnabrück, S. 36f.

Ziele der Beratung, Information, Schulung, Anleitung:
- Der Patient/Bewohner und ggf. seine Angehörigen
- kennen und verstehen die möglichen Risiken und Folgen einer Mangelernährung,
- kennen und verstehen geeignete Maßnahmen zur Verbesserung ihrer Ernährungssituation,
- erkennen Probleme,
- vertrauen den Fähigkeiten und Fertigkeiten des Patienten/Bewohners,
- können Informationen zweckmäßig umsetzen,
- kennen Möglichkeiten der weiterführenden Beratung und Anleitung.[141]

Außerdem:
- Sicherung der Energie- und Nährstoffzufuhr
- Erhalt bzw. Verbesserung des Ernährungszustands (u. a. Körpergewicht)
- Erhalt bzw. Verbesserung der Funktionalität und Aktivität
- Erhalt bzw. Verbesserung der Lebensqualität
- Reduktion von Morbidität und Mortalität.[142]

100. Tipp: Evaluieren Sie die Maßnahmen des Ernährungsmanagement

Um die Klienten und ihre jeweiligen Lebenssituationen hinsichtlich der Ernährung gut im Blick zu haben, sollten Sie das Ernährungsmanagement regelmäßig überprüfen. Die Kriterien der Überprüfung sowie die Zeitintervalle richten sich nach den Ernährungsproblemen, den Maßnahmen, der Art und Schwere der Beeinträchtigung sowie den Ressourcen und Wünschen des Patienten/Bewohners.

Weiterhin muss die tägliche Umsetzung der geplanten Maßnahmen überprüft werden. Sie sind erst dann angemessen, wenn die Patienten/Bewohner offensichtlich zufrieden mit dem Angebot an Speisen und der Umgebungsgestaltung sind.[143]

---

[141] Angelehnt an: Deutsches Netzwerk für Qualitätsentwicklung in der Pflege (2009). Expertenstandard Ernährungsmanagement zur Sicherstellung und Förderung der oralen Ernährung in der Pflege, Osnabrück, S. 37f.

[142] Menebröcker, C. (2007). Ernährung in der Altenpflege. Urban & Fischer , München, Jena, S. 148

[143] Vgl. Deutsches Netzwerk für Qualitätsentwicklung in der Pflege (2009). Expertenstandard Ernährungsmanagement zur Sicherstellung und Förderung der oralen Ernährung in der Pflege, Osnabrück, S. 38.

Prüfen Sie außerdem:

- Ist die Ernährung tatsächlich bedarfsdeckend? Wenn nein, was hat sich verändert? Wie ist die Situation? Was hat nicht geklappt?
- Haben sich die Risiken oder Anzeichen einer Mangelernährung reduziert?
- Gibt es evtl. veränderte Vorlieben und Abneigungen
- Veränderung des Geschmackssinns und des Temperaturempfindens, z.B. durch eine Krankheit

Formulare

- Ess- und Trinkprotolle
- Assessmentinstrumente, wie anfangs gewählt

Ein paar Worte zum Schluss.

So wichtig Fachwissen ist, so wichtig ist es auch, zu wissen, wie das Wissen umgesetzt werden kann. Und dazu braucht es Herz und Verstand. Unser Wunsch, Ihnen dazu eine Fülle an Anregungen zu geben, möchte sich erfüllen.

Wir wünschen uns, dass Sie bei der Umsetzung der Expertenstandards genau so viel Freude und Lernprozesse haben, wie wir – mindestens.

Auch wenn der Berg der Arbeit anfangs sehr, sehr groß erscheint, lohnt sich jeder Schritt.

Wenn Sie zwischendurch verzagen haben wir hier noch einen besonderen Denkanstoß von unserer Freundin und Kollegin.

Den guten Samen teilen

»Ein Farmer, dessen Mais auf der staatlichen Landwirtschaftsmesse immer den ersten Preis gewann, hatte die Angewohnheit, seine besten Samen mit allen Farmern der Nachbarschaft zu teilen. Als man ihn fragte, warum er das täte, sagte er: »Eigentlich liegt es in meinem ureigensten Interesse. Der Wind trägt die Pollen von einem Feld zum anderen. Wenn also meine Nachbarn minderwertigen Mais züchten, vermindert die Kreuzbestäubung auch die Qualität meines Kornes. Darum liegt mir daran, dass sie nur den allerbesten anpflanzen.«[144]

Die Geschichte haben wir von unserer Trainerkollegin, Elisabeth Steffens-Mittmann.

Umgeben Sie sich also mit Menschen, die derzeit auch aktiv mit der Umsetzung der Expertenstandards beschäftigt sind. Auch wenn es die Nachbareinrichtung ist.

---

[144] Jürgen Fuchs, Das Märchenbuch für Manager. Gute-Nacht-Geschichten für Leitende und Leidende. 3. überarbeitete Aufl. Frankfurter Allgemeine Zeitung Verlag, Frankfurt 2002, S. 25 f. Der Titel lautet: »Den besten Samen teilen«

Literatur

Barth, M. (1999). Qualitätsentwicklung und -sicherung in der Pflege. Urban & Fischer Verlag, München, Jena

Besendorfer, A. (2009). Interdisziplinäres Schmerzmanagement. W. Kohlhammer GmbH, Stuttgart

Braun, U. (2003). Schnittstellen bei der Altenhilfe besonders problematisch, in: ProAlter 1/03 Kuratorium Deutsche Altershilfe, Köln

Bruck, W. & Müller, R. (2007). Wirkungsvolle Tagungen und Großgruppen. GABAL Verlag, Offenbach

Dangel, B. (2004). Pflegerische Entlassungsplanung. Urban & Fischer. München

Danzer, S. (2009). Chronische Wunden. Kohlhammer, Stuttgart

DenkGroßTeam (Hrsg.) (2008). Dem Horst sein Logbuch. BR Verlag, Lippstadt

Deutsches Netzwerk für Qualitätsentwicklung in der Pflege (2004). Expertenstandard Dekubitusprophylaxe in der Pflege. Osnabrück

Deutsches Netzwerk für Qualitätsentwicklung in der Pflege (2005). Expertenstandard Schmerzmanagement in der Pflege. Osnabrück

Deutsches Netzwerk für Qualitätsentwicklung in der Pflege (2006). Expertenstandard Sturzprophylaxe in der Pflege. Osnabrück

Deutsches Netzwerk für Qualitätsentwicklung in der Pflege (2007). Expertenstandard Förderung der Harnkontinenz in der Pflege. Osnabrück

Deutsches Netzwerk für Qualitätsentwicklung in der Pflege (2009). Pflege von Menschen mit chronischen Wunden. Osnabrück

Deutsches Netzwerk für Qualitätsentwicklung in der Pflege (2009). Expertenstandard Ernährungsmanagement zur Sicherstellung und Förderung der oralen Ernährung in der Pflege. Osnabrück

Deutsches Netzwerk für Qualitätsentwicklung in der Pflege (2009). Expertenstandard Entlassungsmanagement in der Pflege. Osnabrück

Fillibeck, H. (2006). Förderung der Harnkontinenz – der fünfte nationale Expertenstandard für die Pflege liegt vor, in: ProAlter 2/06. Kuratorium Deutsche Altershilfe, Köln

Fischer, T. (2009). Skalen alleine reichen nicht aus, in: pflegen Demenz 13/09. Friedrich Verlag, Berne

Fresenius Kabi Deutschland (2009). Fachtagung für Heim- und Pflegedienstleitungen sowie verantwortliche Pflegefachkräfte. Nationaler Expertenstandard: »Ernährungsmanagement zur Sicherstellung und Förderung der oralen Ernährung in der Pflege«, Unterlagen

Jürgen Fuchs, Das Märchenbuch für Manager. Gute-Nacht-Geschichten für Leitende und Leidende. 3. überarbeitete Aufl. Frankfurter Allgemeine Zeitung Verlag, Frankfurt 2002, S.25 f

Hölzle, P. & Grünig, C. (2002). Projektmanagement: professionell führen – Erfolge präsentieren. Haufe Verlag, München

Huhn, S. (2008). Gefahren erkennen – Risiken minimieren, in: Heilberufe spezial Expertenstandards, Urban & Vogel GmbH, München

Kämmer, K. (Hrsg.) (2008). Pflegemanagement in Altenpflegeeinrichtungen. Schlütersche Verlagsgesellschaft, Hannover

König, J. (2007). Der MDK – Mit dem Gutachter eine Sprache sprechen. Schlütersche Verlagsgesellschaft, Hannover

Kramß, D. (2004). Kontinenz ist machbar, in: Heilberufe Spezial Harnkontinenz, Urban & Vogel, München

Lochs, H. (2006). Pflege in der Schlüsselrolle, in: Heilberufe spezial Ernährung. Urban & Vogel, München

Lubatsch, H. (2004). Dekubitusmanagement auf Basis des nationalen Expertenstandards. Schlütersche Verlagsgesellschaft, Hannover

Lummer, C. (2009). 100 Tipps für Führungsverantwortliche in Pflege und Begleitung. Schlütersche Verlagsgesellschaft, Hannover

Masemann, S. & Messer, B. (2009). 100 Tipps für die erfolgreiche Pflegekraft. Brigitte Kunz Verlag, Hannover

Menebröcker, C. (2007). Ernährung in der Altenpflege. Urban & Fischer, München, Jena

Messer, B. (2008). Die Expertenstandards im Pflegealltag. Schlütersche Verlagsgesellschaft, Hannover

Moers, M. & Schiemann, D. (2004). Expertenstandards in der Pflege, in: Pflege & Gesellschaft, 3/2004, Duisburg

Panfil, E. M. (2008). Pflege von Menschen mit chronischen Wunden, in: Die Schwester/Der Pfleger, 04/08, Bibliomed Medizinische Verlagsgesellschaft, Melsungen

Panfil, E. M. & Schröder, G. (2009). Pflege von Menschen mit chronischen Wunden. Verlag Hans Huber, Bern

Perrar, K. M. (2009). Medikamente gegen den Schmerz, in: pflegen Demenz 13/09. Friedrich Verlag, Detlev Rüsing. Berne

Protz, K. (2008). Im Vordergrund steht der Mensch, in: Heilberufe spezial Experten-standards, Urban & Vogel, München

Sachsenmaier, B. (2004). Pflegeanamnese bei Harnkontinenz, in: Heilberufe Spezial Harnkontinenz, Urban & Vogel, München

Schmidt, S. (2009). Expertenstandards in der Pflege: Eine Gebrauchsanweisung. Springer Medizin Verlag, Heidelberg

Seliger, R. (2008). Einführung in Großgruppen-Methoden. Carl-Auer Verlag, Heidelberg

Seiwert, L. (2002). Das Bumerang Prinzip – Mehr Zeit fürs Glück. Gräfe und Unzer Verlag, München

Simon, W. (2004). GABALs großer Methodenkoffer. Grundlagen der Kommunikation. GABAL Verlag, Offenbach, 2004

Simon, W. (2006). GABALs großer Methodenkoffer. Führung und Zusammenarbeit. GABAL Verlag, Offenbach

Sohr, S., Gutjahr, N., Perschke, R. & Zimmermann, G. (2006). Die Kunst der Kommunikation. Roter Faden Verlag, Bielefeld

Tewes, R. (2009). Führungskompetenz ist lernbar. Springer Medizin Verlag, Heidelberg

Register

Sandra Masemann/Barbara Messer

100 Tipps für Ihr Pflegeteam

Brigitte Kunz Verlag – Pflege Leicht –
2010. 108 Seiten, 2 Abbildungen, 14 Tabellen
14,8 x 21,0 cm, kartoniert
ISBN 978-3-89993-492-2
€ 10,30

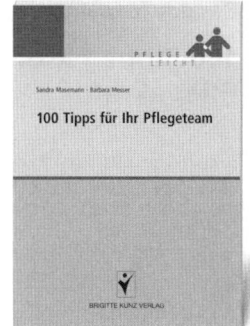

100 Tipps für Ihr Pflegeteam

Aus dem Inhalt
- Grundlagen der Teamarbeit
- Teamverlaufsphasen
- Rollen in Teams
- Arbeitspräferenzen
- Teammodelle
- Umgang mit Spielregeln im Team, Zielen, Aufgabenverteilung, etc.
- Motivation der Teammitglieder
- Umgang mit Veränderungen
- Konfliktmanagement
- Mobbing

Ohne Teamarbeit geht es nicht! Das gilt gerade für die Pflege, wo letztlich die Leistung des gesamten Teams darüber entscheidet, wie gut die Qualität der Pflege und der gesamten Einrichtung ist.

Ein Team zu sein, bedeutet ständige Arbeit, Achtsamkeit und Pflege. Jede Pflegekraft merkt sehr schnell, wenn ihr Team nicht mehr funktioniert: Konflikte nehmen zu, Krankenstände erhöhen sich, Mitarbeiter verlassen die Einrichtung. Aber das muss nicht passieren, wenn Sie es schaffen, ein Team zu bilden – und es zu bleiben!

Dieses kompakte Buch wendet sich an alle Pflegekräfte, die in Teams zusammenarbeiten. Lassen Sie sich von diesen 100 Tipps motivieren. Ob Teambildung und -pflege, Aufgabenverteilung, Motivation oder Konfliktlösung – hier finden Sie alles, was Sie für ein gutes Team brauchen.

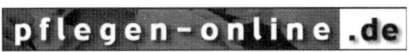

Stand Februar 2010. Änderungen vorbehalten.

— BRIGITTE KUNZ VERLAG —

Sandra Masemann/Barbara Messer

100 Tipps für die erfolgreiche Pflegekraft

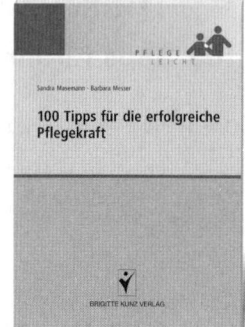

Brigitte Kunz Verlag – Pflege Leicht –
2009. 124 Seiten, 14,8 x 21,0 cm, kartoniert
ISBN 978-3-89993-482-3
€ 11,95

Aus dem Inhalt

- Umgang mit Klienten
- Kontakt und Umgang mit Angehörigen
- Selbstsicherer Umgang mit Vorgesetzten
- Tipps für den Umgang mit Ärzten
- Tipps für ein besseres Zeitmanagement
- Tipps für mehr Gelassenheit und Entspannung
- Tipps für die eigene Gesundheitserhaltung
- Offene Kommunikation statt Tratsch und Klatsch mit den Kollegen
- Motivation statt Burnout

Sie sind mit Leib und Seele Pflegekraft; Sie setzen bei Ihrer Arbeit auf Qualität; Sie haben keine Angst vor Entscheidungen – mit anderen Worten: Erfolg im Beruf ist Ihnen wichtig.

Erfolg haben jene Menschen, die sich Ziele setzen, die um ihre Stärken und Schwächen wissen und daran arbeiten. Es sind Menschen wie Sie: gut ausgebildet, teamorientiert, flexibel und leistungsbereit.

Die 100 Tipps dieses Buches helfen Ihnen dabei, Ihren Beruf (wieder) so auszuüben, dass er Spaß macht (und zufrieden), dass er Herausforderungen bietet (und Entspannung). Lassen Sie die anderen jammern! Seien Sie engagiert, leidenschaftlich und – erfolgreich.

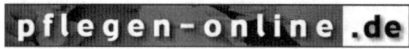

Stand Februar 2010. Änderungen vorbehalten.

— BRIGITTE KUNZ VERLAG —